Single Crown Provisional Restorations

자연치 형태의 관찰로 시작하는 수복치료

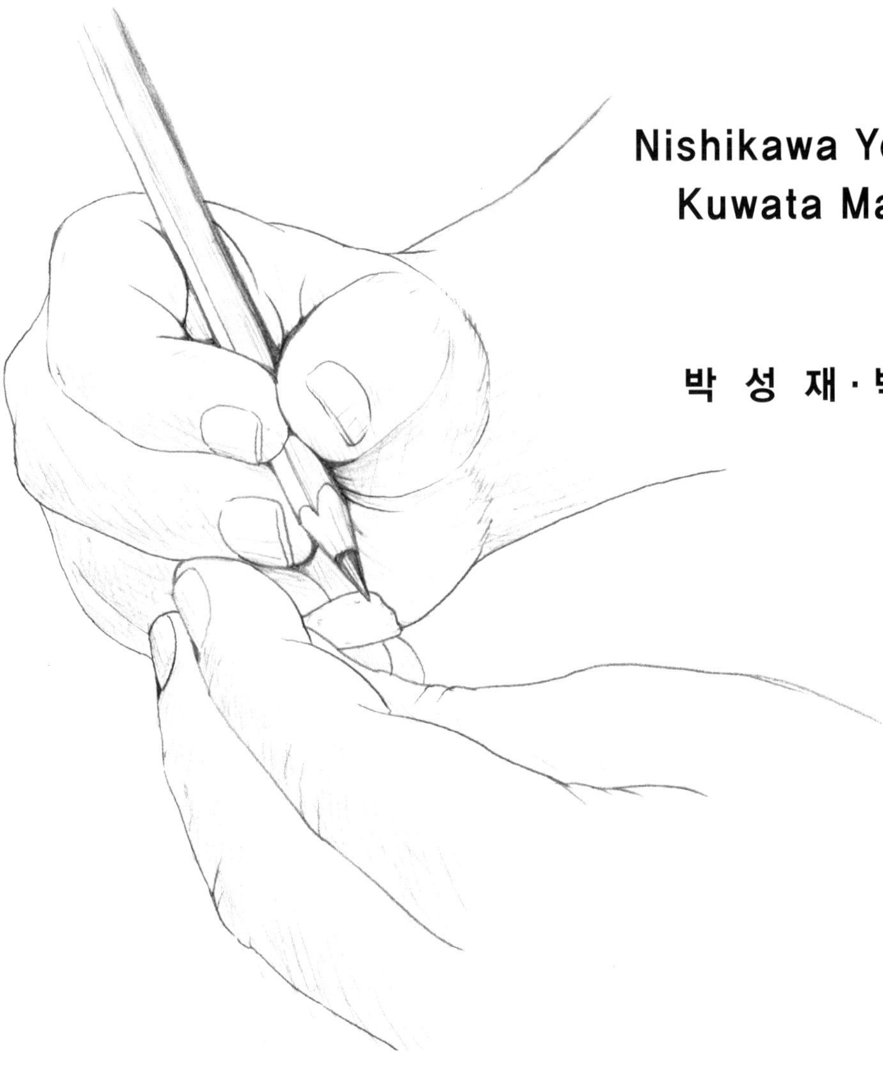

Nishikawa Yoshiaki
Kuwata Masahiro 편

박 성 재 · 박 지 영 역

대한나래출판사

DaehanNarae Publishing, Inc.

Deokwon Bldg. #202
102-65 Yongdu-dong
Dongdaemun-gu
SEOUL 130-820, KOREA
TEL: +82-2-922-0840
FAX: +82-2-922-0841
E-mail: dhpub@chol.com
Website: www.dhpub.com

歯界展望別冊/Single Crown Provisional Restorations
西川義昌・桑田正博 編著
医歯薬出版株式会社（東京），2010.
Title of the original Japanese language edition:
DENTAL OUTLOOK Extra Issue
Single Crown Provisional Restorations
Edited by Nishikawa, Yoshiaki and Kuwata, Masahiro

ISBN 978-89-5741-232-9
Printed in Korea

서문

대부분의 임상은 기본적인 치관수복치료이므로, 비교적 단순한 처치만으로 끝나는 한 개 치아의 치료이다. 다수치 결손의 복잡한 증례도 젊을 때에는 치아가 존재했을 텐데, 한 개 치아의 치료가 시간이 경과함에 따라 재치료를 거듭하면서 치료 형태가 커지고, 결국 발치에 이르러 복잡하고 난이도 높은 치료가 되어 간다.

개인적으로 임상을 통해 느끼는 것은 치과치료란 미세한 수준에서 완성된다는 것이다. 생체는 10㎛ 정도의 오차까지 감지하여 반응하며 한시도 정지되지 않고 변화하며, 조직은 죽을 때까지 계속 움직인다. 반면 구강 내에 장착된 수복물은 생체의 변화에 스스로 의도적으로 반응할 수는 없지만 세균과 외력 등의 영향을 계속 받고 있다. 큰 치료일수록 오차는 더욱 커지며 치료의 정밀도는 떨어진다. 따라서 장기간에 걸쳐 안전하게 조절하는 것은 어려워지며 재치료까지의 시간은 짧아진다. Full mouth reconstruction과 같은 다수치의 치료가 거의 성공하지 못하는 것은 이러한 구조적 이유가 있기 때문이 아닐까 생각한다.

그렇다면 치료는 그다지 어렵지 않고 성공률은 높은 한 개 치아의 치료에서 확실한 진료와 매우 탁월한 수기로 치료를 끝낼 수 있다면 예지성은 높아지고 재치료의 위험성이 크게 감소할 것이다.

이 책은 그러한 개념에 기초하여 기본 치관수복치료인 single crown의 provisional restoration을 테마로 하여 즉시 임상에서 활용할 수 있도록 그 제작 방법, 형태 수정, recontouring에 대해 증례를 교차시켜 자세히 설명하였다.

2010년 12월

Nishikawa Yoshiaki

역자 서문

아직은 일본어 실력이 많이 부족한줄 알면서도 감히 이 책을 소개하고자 합니다.

우리들은 provisional restoration이라는 용어보다 temporary라는 말이 더 친근할 것입니다. 그러나 이 책을 읽고 난 후에는 provisional restoration이라는 용어에 대해서 더 이해할 수 있을거라 생각합니다.

이 책의 저자이신 Masahiro Kuwata 선생님께서는 "무슨 일이든지 항상 목표를 정하고 '왜'라는 생각을 가지고 시작하라"고 늘 말씀하셨습니다. 한번이라도 Masahiro Kuwata 선생님을 뵌 분이시라면 선생님의 학문과 좌우명, 열정, 삶의 자세에 감명을 받았을 거라고 생각합니다. 그냥 흔히들 지나치는 provisional restoration의 작업 하나하나에 정성을 기울이시는 선생님의 모습과 책 중간 중간에 나오는 치아형태학 그림을 직접 그리신 모습에서도(저희들이 그 강의를 들었을 때에도 이해를 돕기 위해, 항상 칠판이나 종이에 치아형태학을 직접 그려주셨습니다), 선생님의 치아에 대한 애정과 열정을 엿볼 수 있습니다. 치아형태에 대한 그림은 기공일을 하고 계시는 치과기공사들에게 많은 도움을 줄 정도로 정말 세세하게 표현되어 있습니다.

Provisional restoration은 단지 임시 치아가 아니라, 이상적인 최종 수복물의 완성된 형태로 만들어야 한다는 선생님의 철학이 이 책에 담겨있으니 많은 분들께서 읽으시고 이 책을 사랑해 주셨으면 합니다. 그리고 기회가 되어 선생님의 세미나를 들으실 수 있다면, 전반적인 기공지식과 기공자세뿐만이 아니라 치과기공사로서의 마음가짐에 대해서도 배우실 수 있을 것입니다.

마지막으로 이 책을 출판해 주신 대한나래출판사 최용원 사장님과 임직원 여러분들께 심심한 감사를 전하고자 합니다.

역자 일동

Single Crown Provisional Restorations

자연치 형태의 관찰

CONTENTS

Provisional restoration이란 무엇인가?

Provisional restoration이란 주로 레진과 같이 형태 수정이 가능한 재료를 이용하여 제작된 수복물이며, 최종 수복물이 장착될 때까지의 일정 기간 구강 내에 장착된다. 이는 임시치아(temporary crown) 또는 가치라고 불리는 것과 거의 같다.

양쪽 모두 일시적인 것이라는 의미를 갖고 있는데 왜 temporary라고 하지 않고 provisional이라고 하는 것인가? 그것은 이 수복물의 개념이 temporary라는 시간의 경과에 주안점을 두는 것이 아니라 provision(준비) 즉, pro(…전의, …대신) visional(미래상) 즉, 이상적인 수복물 대신에 담당한다는 것에 주안점을 둔 것이기 때문이다.

즉, provisional restoration이란 최종 수복물까지의 일시적인 것뿐만 아니라 최종 수복물의 이상적인 형태를 찾는 것에 주안점을 둔 것이다.

Provisional restoration은 물론 처음부터 이상적인 형태를 갖는 것은 아니다. 치과의사가 chairside에서 provisional restoration의 형태를 변경하여 다음 내원 시에 거기에 수반하는 치료의 평가를 시행하여 서서히 이상적인 형태를 획득하여 치과치료의 목적인 기능 회복률 향상과 잔존조직 보전의 양립을 달성해 가는 것이다.

1. 상실 치질의 일시적인 회복
2. 치수, 상아질 노출면, 치열의 보호
3. 기능의 회복
4. 병적인 상태의 치주조직, 악관절 등 힘과 세균적 요소에 대한 적극적인 치료
5. 수복치료에서 치료의 평가
6. 최종 수복물에 대한 구체적인 청사진(reduction의 양, 수복물의 형태, 설계, 재료의 선택 등)
7. 안정된 교합의 회복
8. 교합채득, 교정치료에의 이용
9. 기타

Provisional restoration의 주요 목적.

1. 저작
2. 연하
3. 발음
4. 호흡
5. 감각
6. 심미
7. 자세 유지

치과치료에서 회복할 수 있는 기능.

1. 병태 진단
2. 발증 메커니즘의 진단
3. Endpoint의 진단

치과치료의 3진단.

여기에는 물론 철저한 검사와 진단이 무엇보다도 우선된다는 것은 말할 것도 없다. 철저하게 검사해야 비로소 환자의 정확한 현상을 파악할 수 있다.

Provisional restoration 형태 수정에 의해 생체는 반응하여 변화한다. 다음 내원 시에는 수정 전의 환자의 상태를 근거로, 변화된 생체에 대해 치료 평가를 시행한다.

예를 들면 provisional restoration 우각부의 형태를 변형시켜 청소성이나 치은의 염증 쇠퇴 등을 평가하거나, 치은연 아래의 형태를 수정하는 것에 의해 심미적인 gingival scallop 형태의 획득을 평가할 수 있다. 안정된 중심교합위에서 교합면 접촉점을 회복하여 교두간섭을 제거함으로써 다음 내원 시 근육의 촉진에서 압통점 감소나 악관절 증상 경감을 나타내는 경우도 있다.

Provisional restoration은 치과치료의 목적인 기능 회복률의 향상과 잔존조직 보존의 양립에 관한 문제점에 대해 평가하여 진행해야 한다. 질환의 진행을 좌우하는 2대 인자인 세균과 힘에 관여하는 provisional restoration에서의 평가는 잔존조직의 보존에 크게 관여한다. 자연관이 있는 심미성 회복, 구조역학적인 문제, 생물학적인 요건은 이들 2대 인자에 포함되는 기본적인 중요 사항이다.

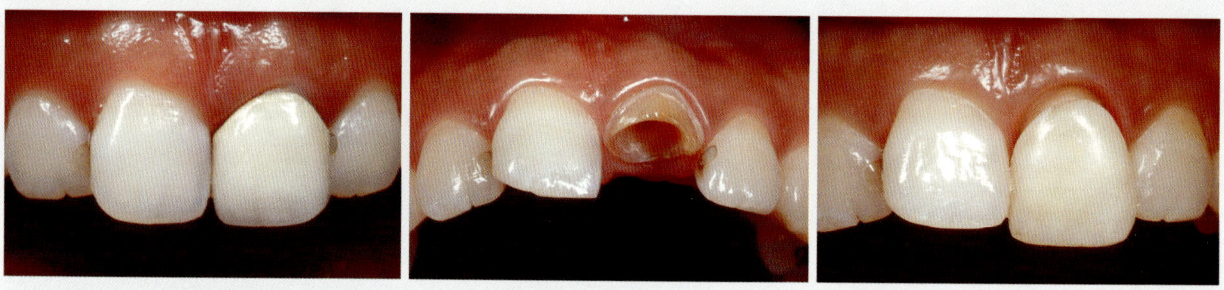

초진 시. 심미성 회복을 위해 내원.

#21 Metal core 제거 시.

Provisional restoration의 형태를 조정하는 것에 의해 gingival scallop의 심미적인 형태가 회복되었다.

Provisional restoration의 장착에 의해 치은이 변화한 예.

술자가 만든 형태가 생체에도 좋은 반응을 초래하는지는 반드시 평가해야 한다. 기대한 반응이 나타나지 않을 때는 형태를 재수정하고 다음 내원 시에 재평가한다.

이렇게 하여 provisional restoration의 형태 정보는 전달되며 다음 단계로 이어진다. Provisional restoration의 형태는 변화하고 진화한다.

따라서 single crown 등 작은 치료에 있어서는 형태 정보를 다음에 활용하기 위해서, 가능한 한 최초의 provisional restoration을 수정하여 사용해 간다. 극단적으로 말하면 이러한 일련의 흐름은 수복치료의 거의 전부라고 해도 과언이 아니다.

이들 일련의 수순을 밟지 않고 수복치료를 하게 되면, 완성된 크라운은 환자 적응 여부가 불확실한 채 장착되어 예후가 매우 낮은 치료가 된다. 결국 잔존조직을 보전한다는 치과치료의 큰 목적을 달성하기도 어려워지며 재치료를 초래할 위험성도 높아진다.

치과치료의 최종 책임자는 당연히 치과의사이다. Provisional restoration을 제작하여 형태를 변경하는 일련의 작업은 주로 치과의사가 구강 내에서 시행해야 하는 것이기 때문이다. 따라서 치과의사는 그것을 시행할 수 있도록 충분히 숙달된 테크닉을 몸에 익혀 둘 필요가 있다.

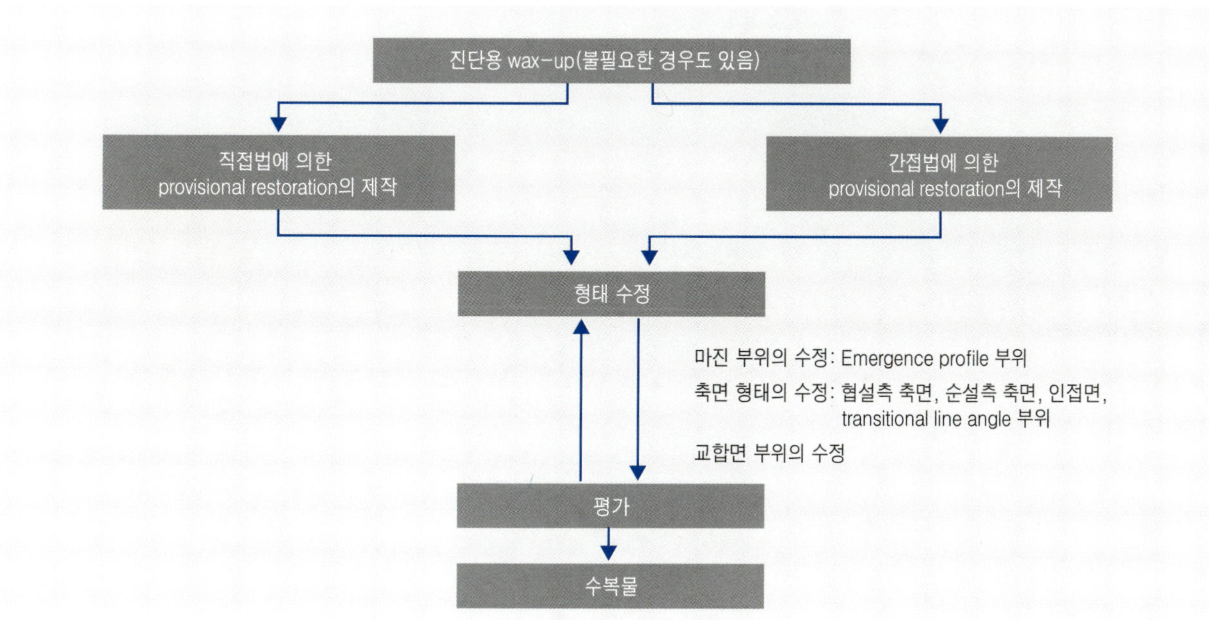

Provisional restoration의 흐름도.

치아의 평균적인 크기에 관해 파악해 두는 것은 물론, 그 축면 형태, 교합면 형태, emergence profile 부위의 형태, 안전한 교합면 접촉점의 양식, 전치부 발육엽의 발육에 따른 논리적인 치아의 연결, 활면 형태, 치축의 경사도 등에 대해서도 확실하게 파악해야 한다.

또한 provisional restoration의 하부 구조에 맞는 지대치 형성에 대한 기준을 확실하게 파악하는 것은 말할 것도 없다. 만약 수복물의 두께가 충분하지 않을 때에는 수정을 하면서 최종 수복물이 안전하게 들어오도록 지대치를 형성해야 한다.

전치의 기본적인 개념은 심미인데 설면은 교합이라는 역학적인 요건이 된다. 아치부에 있어서 centric stop의 위치나 접촉 관계, 안정성, 편심 시의 즉시 이개 등을 획득하는 데는 provisional restoration을 근거로 하여 얻어진 정보로부터 충분한 교합면 삭제를 해야 한다. 이렇게 하부 구조에 해당하는 지대치와 수복물 간의 최적의 환경을 얻을 수 있을 때가 수복 처치로 진행하는 시기가 된다.

본서에서는 기본 치관수복치료의 첫걸음인 single crown의 provisional restoration을 테마로 그 직접법에서의 제작 방법, 자연치의 관찰에 근거한 sub-gingival contouring, 치관 형태 수정 등에 대해 증례를 잘 조합하면서 자세히 설명하고 있다.

Part 1

Provisional restoration 제작의 기본 개념

Provisional restoration을 제작할 때 기본이 되는 치아 각 부위의 기준점의 명칭, 치아 형태의 기본적인 개념, 또한 치아-치은 복합체로서 관찰했을 때 수복치료에 필요한 개념에 대해 자세히 설명한다.

Crown 외형을 구성하는 기준점 – 상악 중절치

절단면

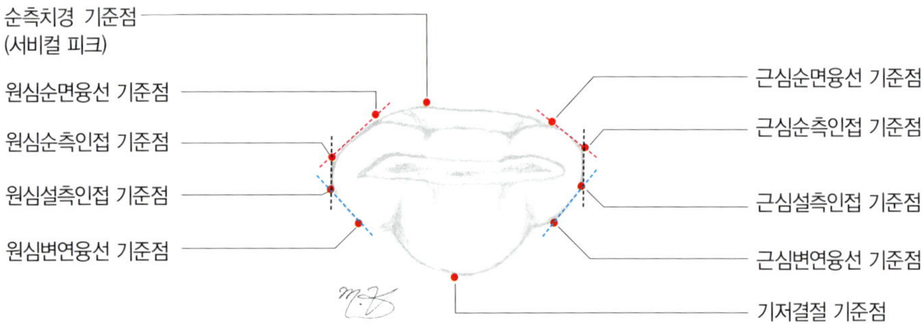

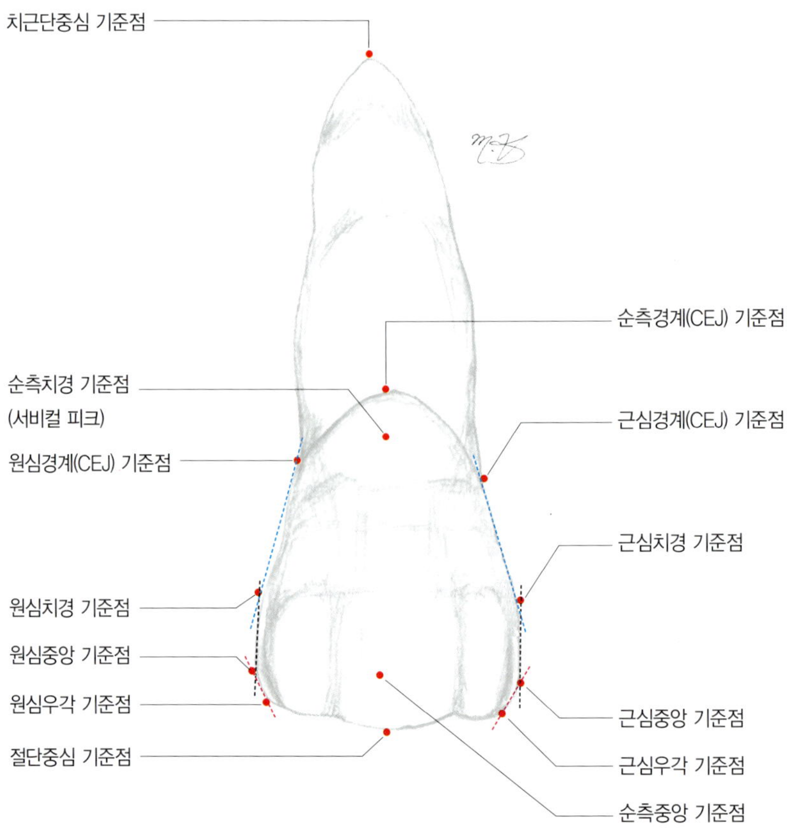

순측면

인접면

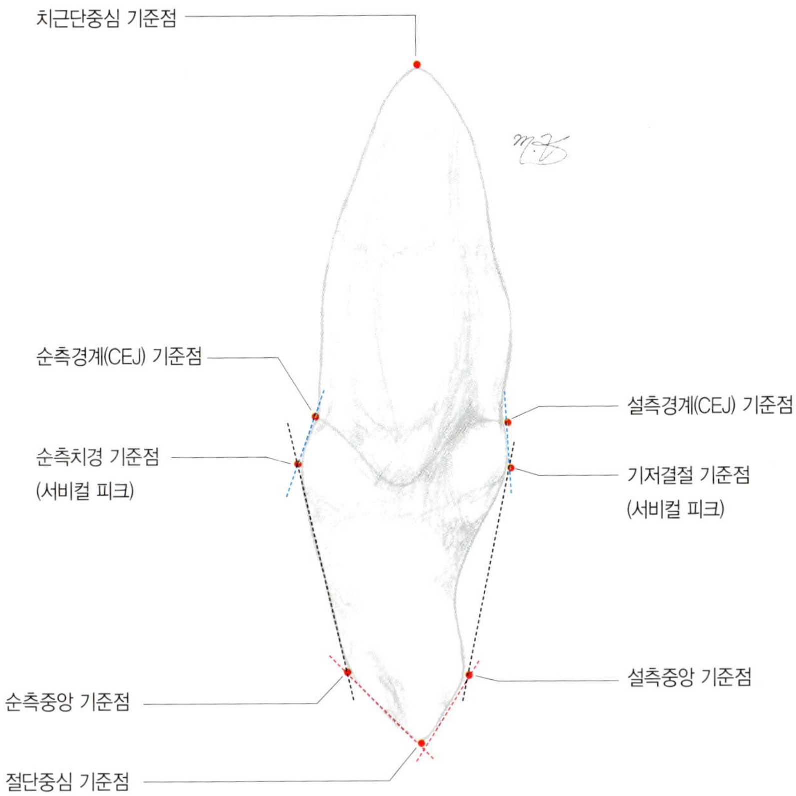
치근단중심 기준점
순측경계(CEJ) 기준점
순측치경 기준점
(서비컬 피크)
설측경계(CEJ) 기준점
기저결절 기준점
(서비컬 피크)
순측중앙 기준점
설측중앙 기준점
절단중심 기준점

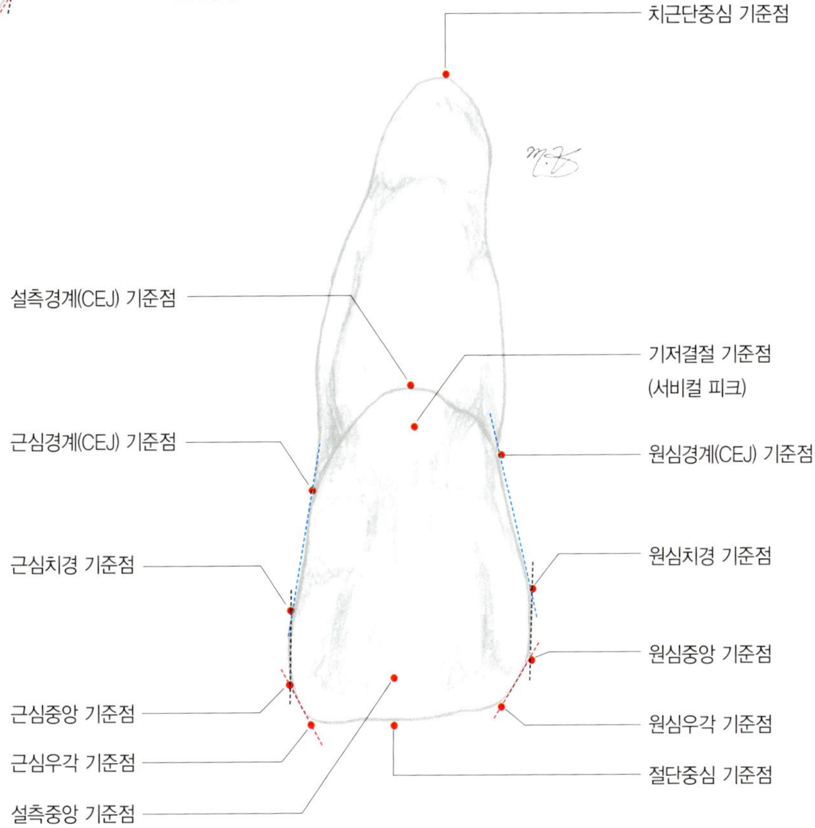
치근단중심 기준점
설측경계(CEJ) 기준점
기저결절 기준점
(서비컬 피크)
근심경계(CEJ) 기준점
원심경계(CEJ) 기준점
근심치경 기준점
원심치경 기준점
원심중앙 기준점
근심중앙 기준점
원심우각 기준점
근심우각 기준점
절단중심 기준점
설측중앙 기준점

설측면

Crown 외형을 구성하는 기준점 – 하악 대구치

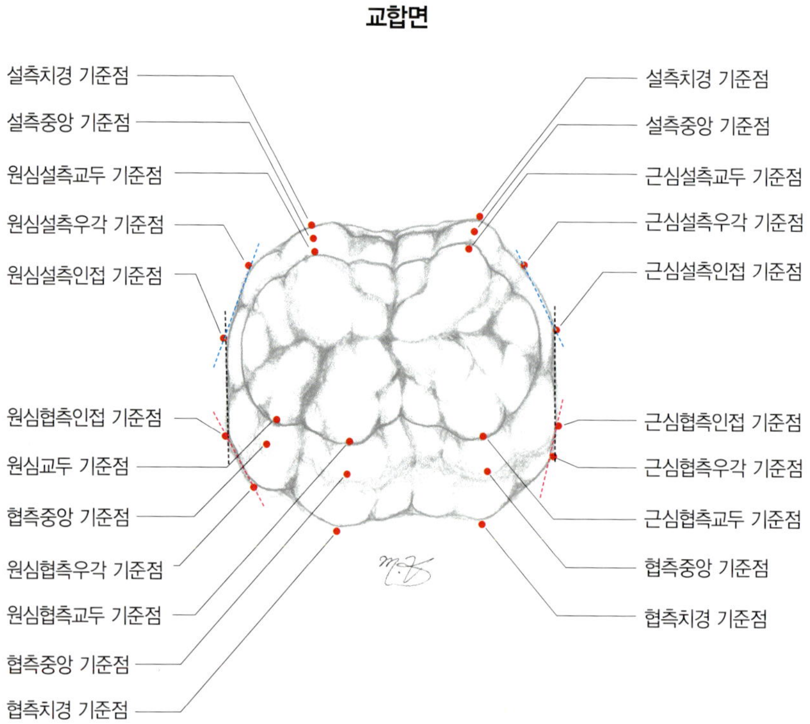

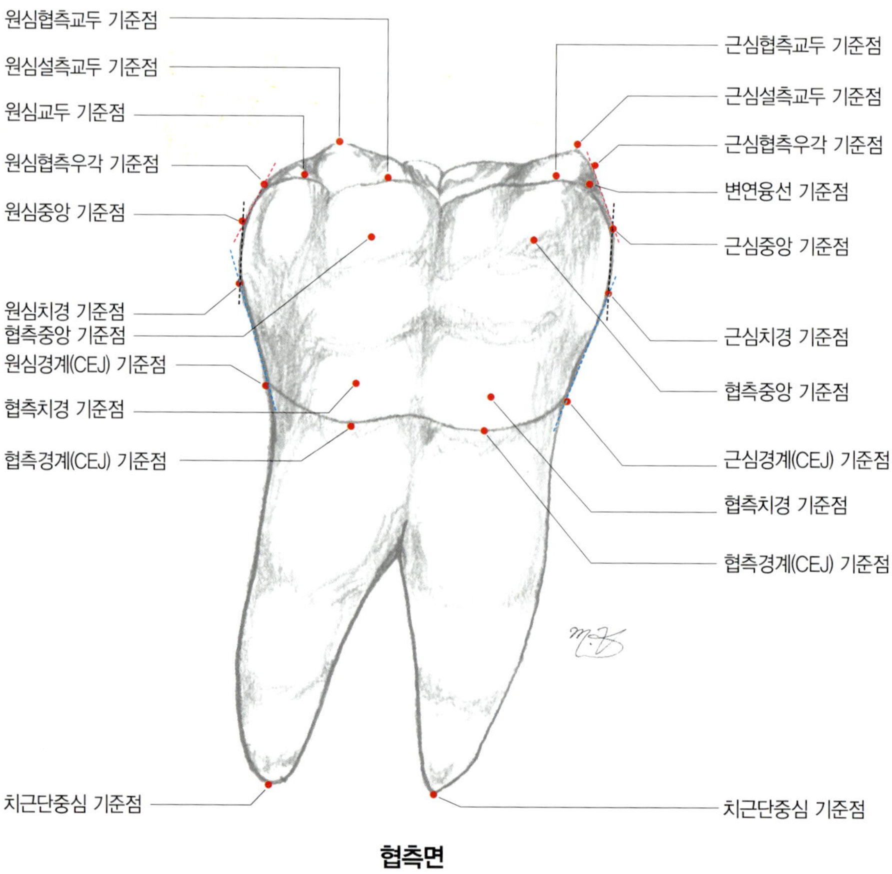

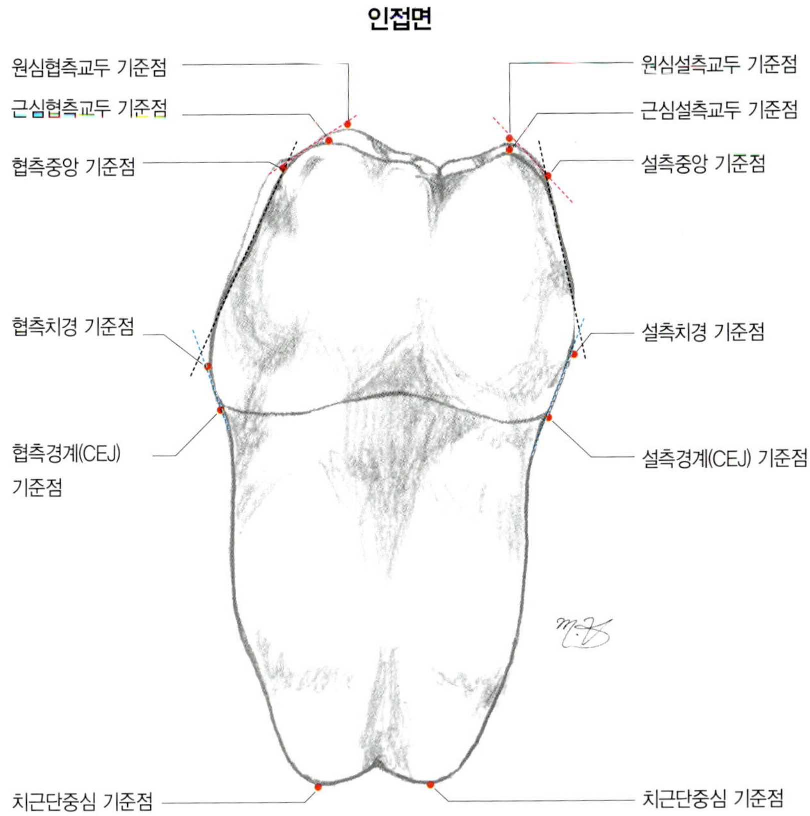
인접면
원심협측교두 기준점
근심협측교두 기준점
협측중앙 기준점
협측치경 기준점
협측경계(CEJ)
기준점
치근단중심 기준점
원심설측교두 기준점
근심설측교두 기준점
설측중앙 기준점
설측치경 기준점
설측경계(CEJ) 기준점
치근단중심 기준점

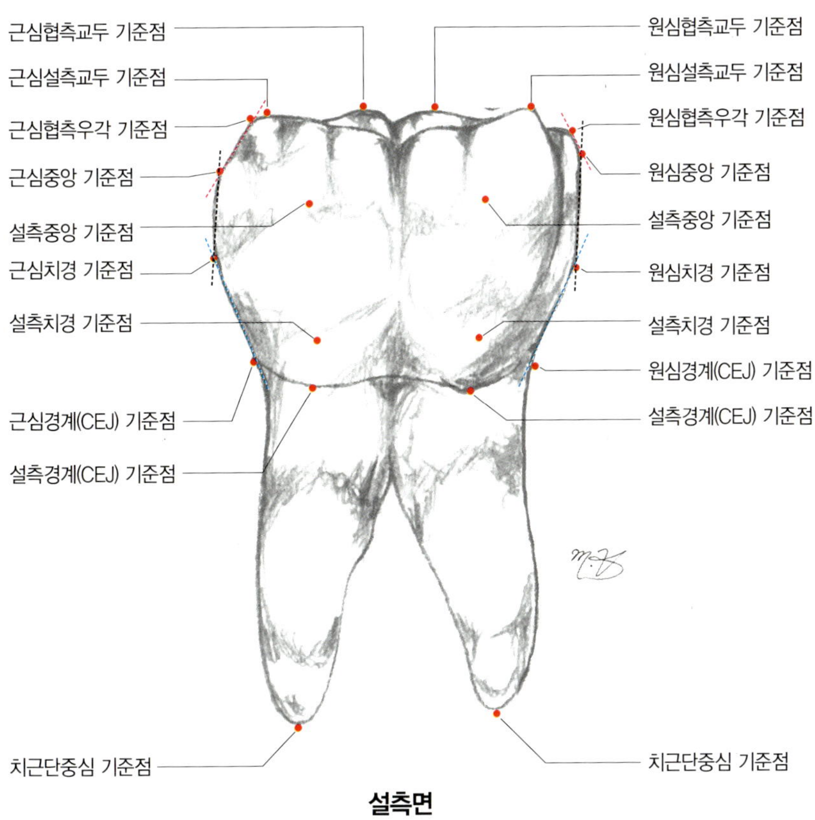
근심협측교두 기준점
근심설측교두 기준점
근심협측우각 기준점
근심중앙 기준점
설측중앙 기준점
근심치경 기준점
설측치경 기준점
근심경계(CEJ) 기준점
설측경계(CEJ) 기준점
치근단중심 기준점
원심협측교두 기준점
원심설측교두 기준점
원심협측우각 기준점
원심중앙 기준점
설측중앙 기준점
원심치경 기준점
설측치경 기준점
원심경계(CEJ) 기준점
설측경계(CEJ) 기준점
치근단중심 기준점
설측면

Contour guideline

건강한 치은이 있는 자정성이 높은 자연치의 대부분에서, 그 치관의 순설측 형태는 치은과 접하는 직선에 폭넓게 일치하거나 그 내측에 있다. 이 치은에 접하는 직선을 순(협)측 또는 설측의 contour guideline이라고 한다.

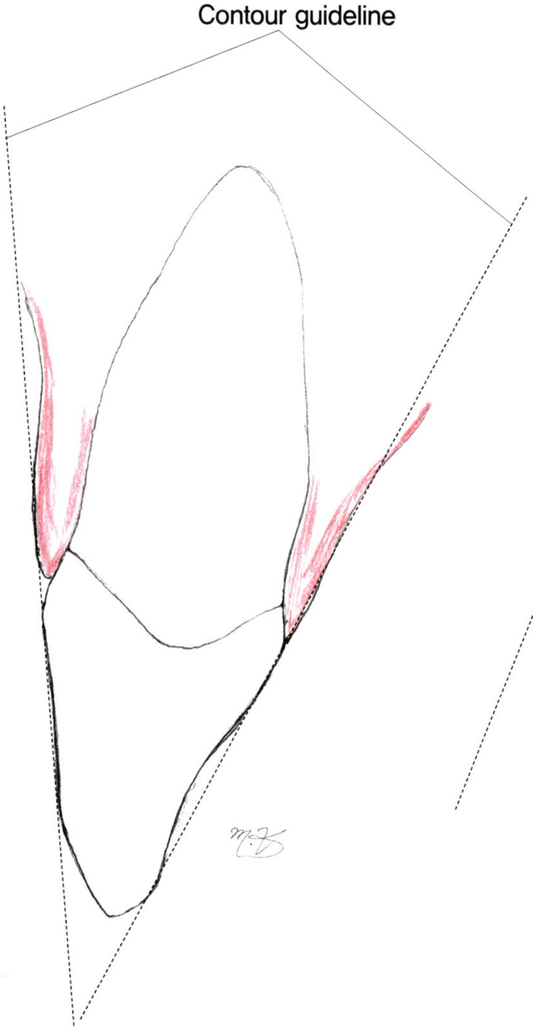

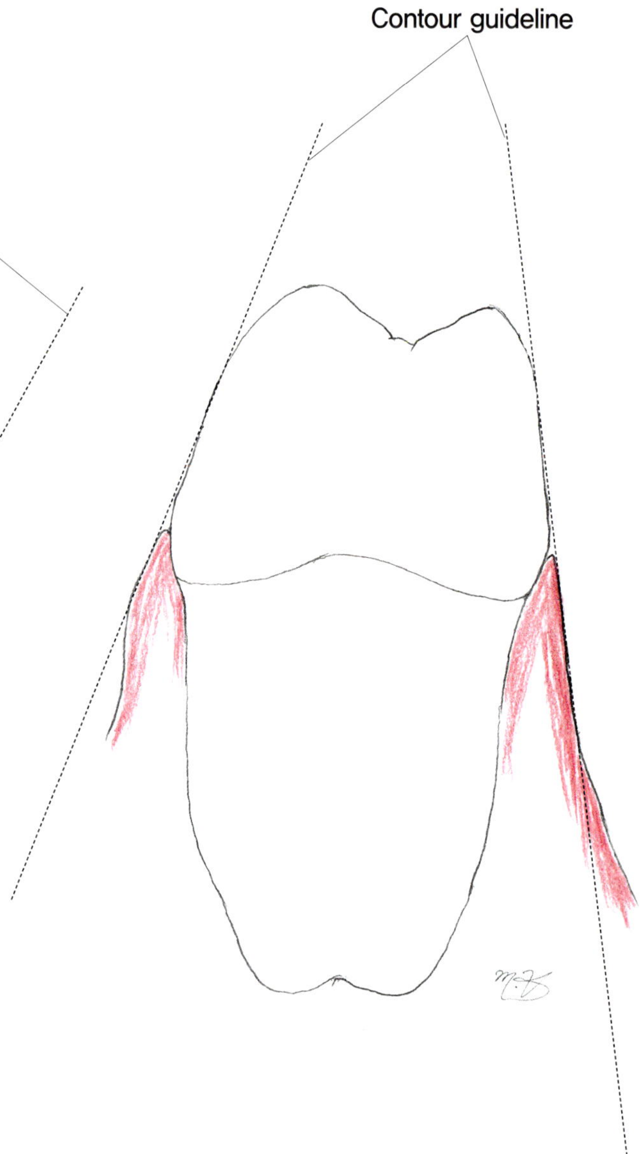

실제 하악 제1대구치를 관찰할 때에는 치관 설측 제2면(설측중앙 기준면)이 contour guideline보다 외측으로 부풀어 올라 있는 자연치가 많이 존재하며 설측 치은의 두께도 다양하다. 필자(Kuwata)는 1960년대 이 점에 대해 Stein이나 Wagman과 몇 번이나 논의를 하였다.

Crown 축면의 외형은 치은과 치관 측면(설측중앙 기준면)이 가능한 한 동시에 설근과 접근, 접촉하는 것 같은 임상 생리학적 형태(self-purification)를 기준으로 한다. 그리고 설측중앙 기준점과 대합치의 교합면 내사면과 기능적인 관련(접근 정도)을 고려하여 둥그스름하게 하여 설측교두 기준면으로 이행시켜 occlusal table이 치관협설 최대 폭경의

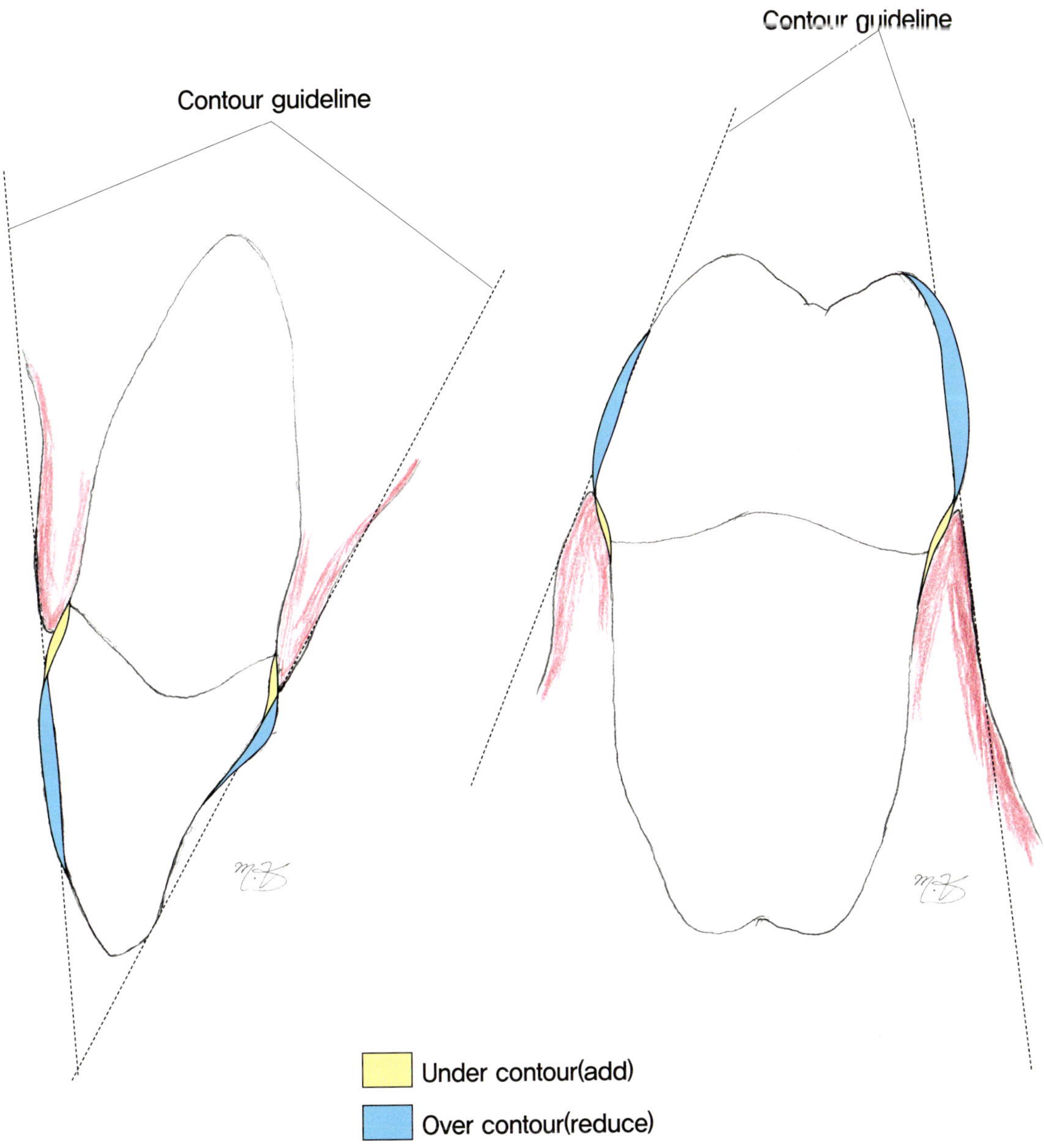

55~60%를 넘지 않는 형태로 연결되는 것이 중요하다. 또한 치은과의 관련에서는 cervical peak를 적절하게 자리 잡음으로써 치아와 치은 사이에 가능한 한 food trap(음식물이 쌓이는 장소)이 생기지 않도록 crown contour를 구할 수 있다(emergence profile).

자연치의 형태에는 확실히 많은 변이가 존재하지만 조형 행위에 있어서는 어떠한 기준이 필요하며, 자세히 설명한 crown 형태의 요건을 확실하게 충족시키기 위한 기준으로서 three plane concept를 근거로 한 contour guideline을 제창한 것이다.

Three plane concept

자연치의 측면을 관찰하면 치관 형태는 기본적으로는 각 측면 모두 3개의 면에 의해 구성되어 있는 것을 알 수 있다. 이 '치관의 각 측면은 3개의 면으로 구성된다'라는 사고방식을 three plane concept라고 한다.

이러한 사고방식에 근거하여 수복 재료를 이용하여 치관 외형을 재현하는 방법이 three plane design이다.

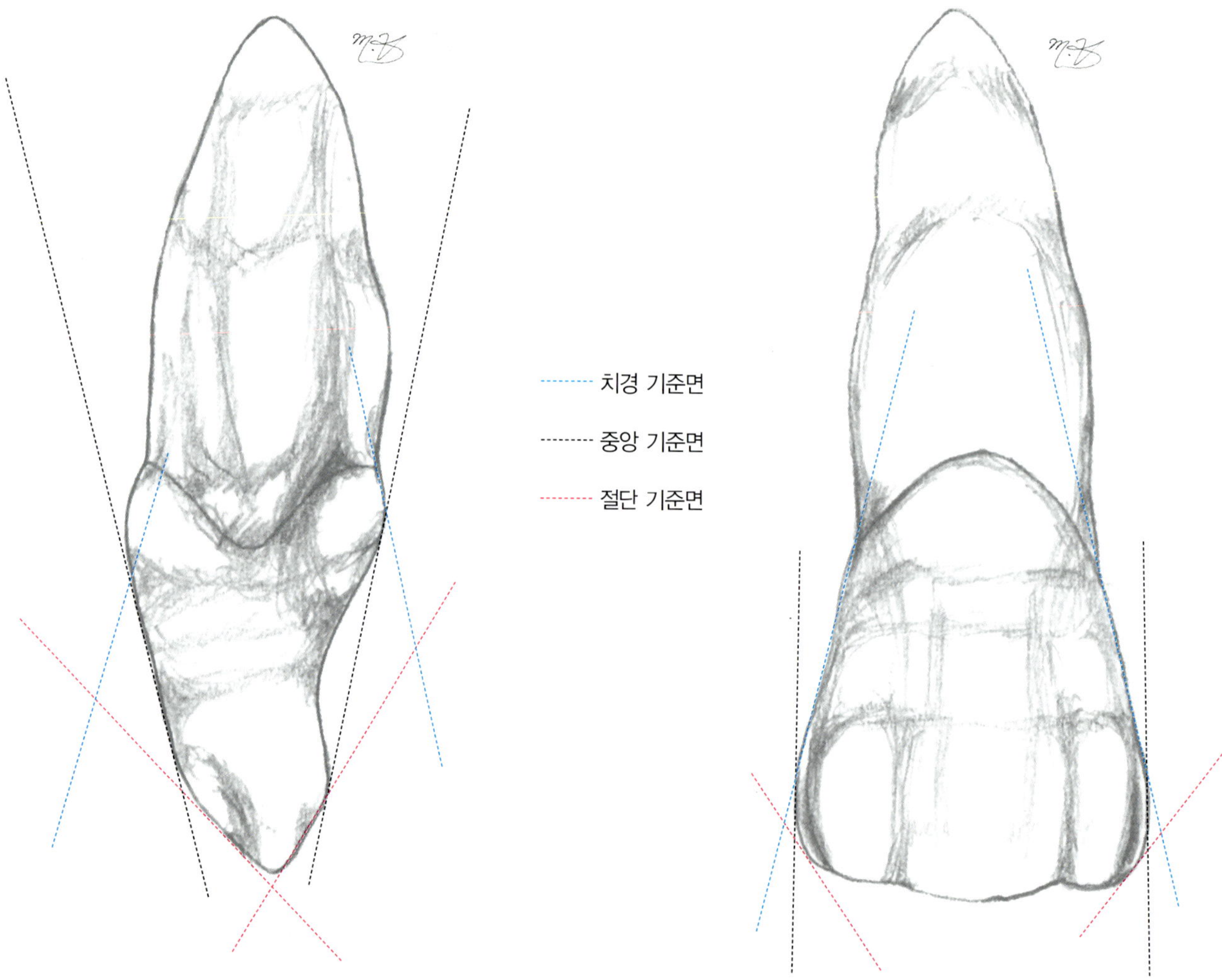

전치의 순측면과 설측면을 구성하는 3개의 기준면 중 치경 기준면은 치은 내벽과 조화하는 면이며, 중앙 기준면은 치은 외벽과 조화하는 면에서 contour guideline과 거의 일치한다.

전치부와 마찬가지로 구치부에도 3개의 면이 관찰된다. 전-구치부 모두 이 3개의 면이 교차하는 데 생기는 2개의 기준점(피크)이 있다. 이 3개의 면과 2개의 피크를 참고로 하여 기능적으로 치아 형태 만들기를 기본으로 한다.

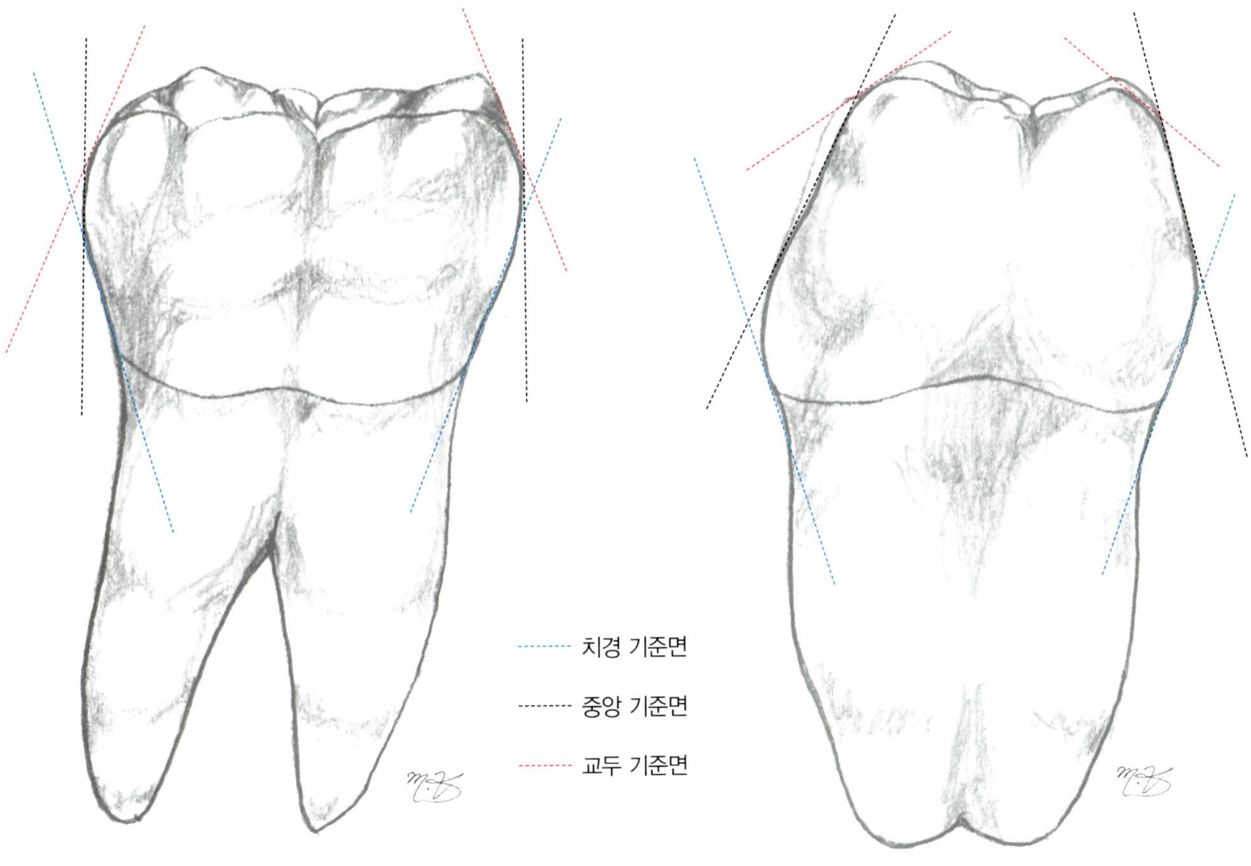

구치의 협측 및 설측의 치관 형태를 구성하는 3개의 기준면 중 치경 기준면은 전치의 경우와 마찬가지로 치은 내벽과 조화하는 면이며, 중앙 기준면은 contour guideline과 거의 일치한다.

Functionally discluded occlusion

Functionally discluded occlusion이란 전치(적절한 anterior guidance)에 의해 구치에 걸린 교합압의 부담을 보충하여 구치(적절한 eccentric contact, eccentric disclusion angle의 계획)에 의해 전치에 걸린 교합 측방 응력을 경감시킨다. 전치부에서 구치부의 부담을, 구치부에서 전치부에 걸리는 부담을 서로 보합하는 상하악 치아의 관계를 확립

하악 제1대구치의 교합면

치아의 융선, 부융선, 주구, 부구, 그리고 거기에서 이어지는 요부, 철부는 각각 기능적인 역할을 담당하고 있다.
Provisional restoration은 '치아가 갖고 있어야 할 모습'을 알며 수복물에 형태로서 실현하기 위한 지표를 나타내야만 한다.

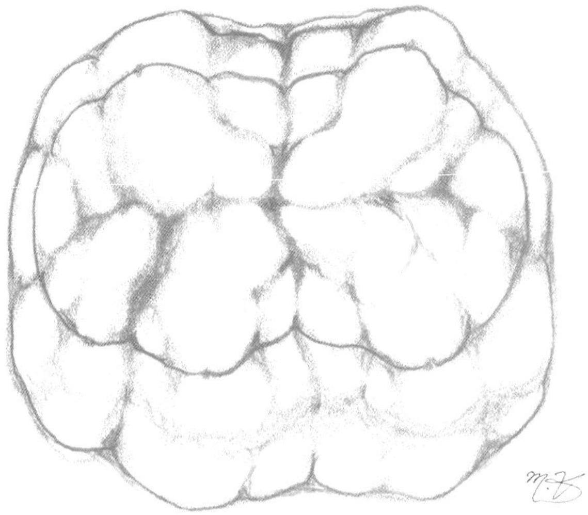

교두정(cusp tips)으로부터 이어지는 융기부(협설측중앙 기준점), cervical-peak(협설측치경 기준점), 그리고 그 연장선상에 치근 중앙융기부가 이어지고 있다.
설측치경 기준점(서비컬 피크)

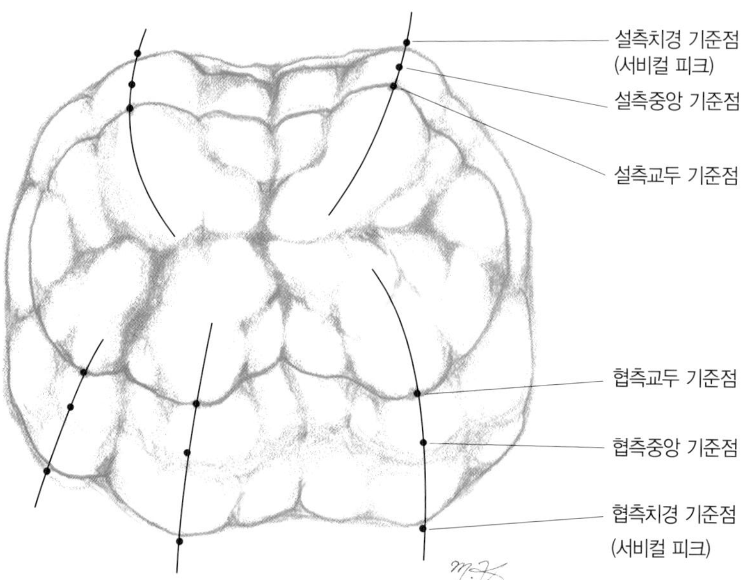

시기기 위한 방법이다.

이것은 mutually protected occlusion이라고 부르기도 한다.

교합면구로부터 치관 측면을 향해 이행적으로 흐르는 concave line

Spillway는 운동 방향과 평행

빨간 선: Occlusal table

검은 선: Spillway(음식물이 흐르는 경로)

Spillway 및 그 패인 곳은 각각 대합치와 형태적으로 관련되어 있다. 협측면구와 근분기부, 설측면구와 근분기부가 이행적으로 이어진다. 횡대의 패임, 교합면 주구, 부구, 그리고 교두의 측면에 있는 패인 곳은 straight 영역을 통해 협설측중앙부의 concave 영역으로 이어진다.

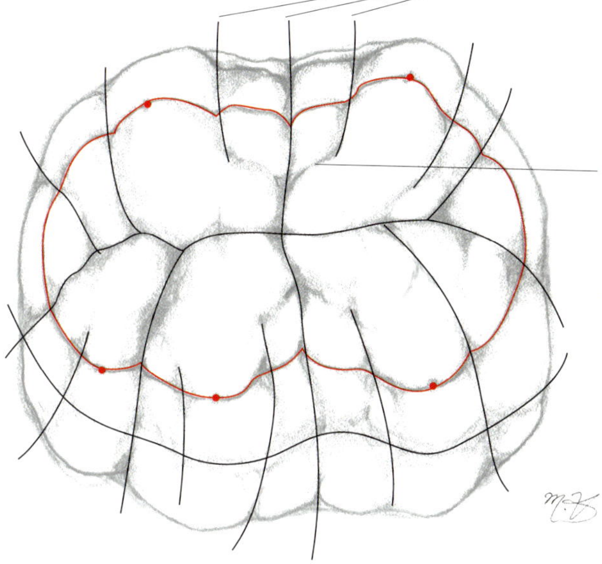

상악 대구치 설측교두(기능 교두)를 받아들이는 내사면에 있는 부구는 운동 방향에 대해 약 45° 각도를 이루며 교두 절연을 향하는 구는 운동 방향을 향해 평행이 된다(spillway 기능).

Occlusal pathway

작업측으로의 운동경로 영역

Functional chewing distance, functional disclusion angle은 anterior guidance와 posterior guidance에 근거하여 계획한다.

Functional chewing distance, 적절한 functional disclusion angle을 계획하여 기능적인 chewing distance(접근 정도)를 부여한다.

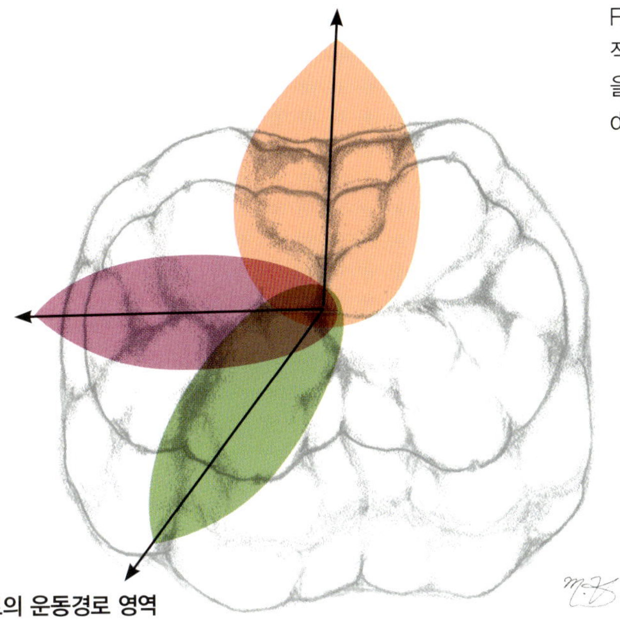

전방 운동으로의 운동경로 영역

Disclusion 영역

비작업측으로의 운동경로 영역

Disclusion 영역

Emergence profile

Masahiro Kuwata와 R.S. Stein이 1977년에 제창한 개념으로, '연조직에서 경조직으로의 나오는 부근의 치아 및 수복물의 형태'를 말하는 것이다. 치아가 연조직으로부터 나오기 전의 부착상피, 치은구저부로부터 튀어나온 끝의 치은선을 지난 cervical peak 부근까지를 포함하는, 치아와 연조직의 연결 부분의 치아 및 수복물의 형태를 가리키며 치아 주위 360°의 전체 둘레에 걸쳐 다른 형상과 각도에서 존재한다.

이 360°의 emergence profile 영역의 구성 요소로서 중요한 부분이 아래 그림에 나타내는 ①~③이다. 특히 ③은 ①, ②를 연결하는 영역이며, 이 부위의 형태 조절이 염증을 조절하는 데 근본이 되므로 중요하다.

예를 들면 인접면에 발생한 black triangle을 없앤다는 심미적인 목적을 위해 이 부위의 적절한 풍융을 넘어 over contour로 하면 부적절한 emergence profile 형태가 되며, 치은을 과도하게 압박하여 인접면 부위에 새로운 염증을 일으킬 위험성이 발생한다.

이 부위는 또한 다음에 다룰 tissue retention의 개념을 구체화하는 중요한 부위이다.

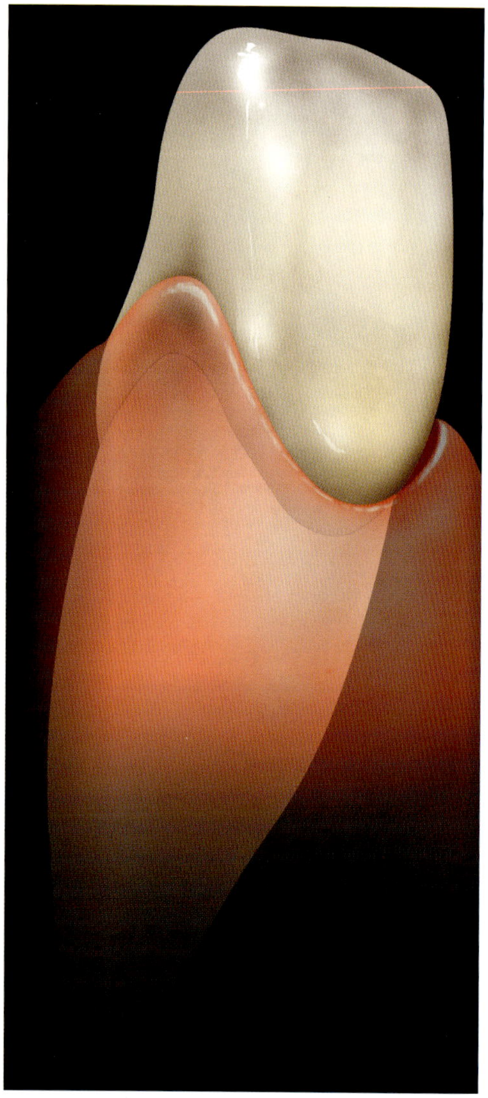

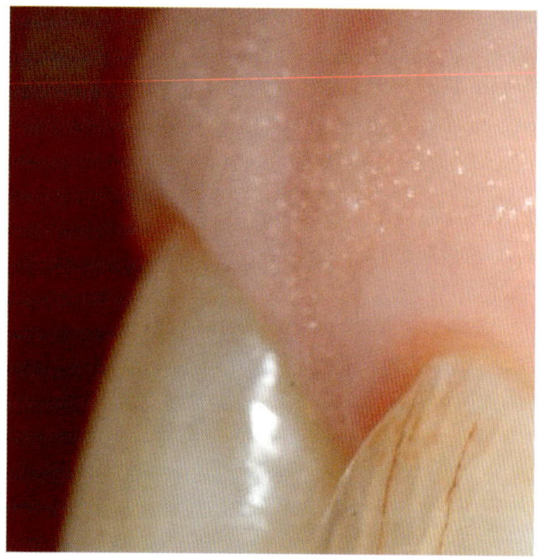

① 인접면
Contact 하방의 concave 영역(오목한 면)
② 협설측면
Convex 영역(볼록한 면)
③ Transitional line angle 부위
Straight 영역(평평한 면)

Emergence profile의 구성요소

Sub-gingival contour

수복물의 치은연 아래에 있는 풍융 형태를 가리킨다. Emergence profile 페이지에서 설명한 것처럼 sub-gingival contour 또한 수복치아의 주위 360°에 걸쳐 존재하며 부위에 따라 그 풍융 형태는 다르다. 이 형태는 적절한 tissue retention을 가지며 주위조직에 대해 위해성이 없고 청소성이 뛰어나며 심미적인 형태를 갖추어야 한다.

또한 치은연 아래에 마진이 설정된 crown의 적절한 emergence profile이란 적정한 tissue retention을 갖는 치은연 아래 형태로부터 매끄럽게 cervical peak까지 이어진 crown 형태와, 그 주위의 건강한 치주조직으로부터 만들어지는 복합적인 양태를 가리킨다.

Sub-gingival contour의 부위에 의한 풍융 형태는 emergence profile의 3대 구성요소에 따른다.

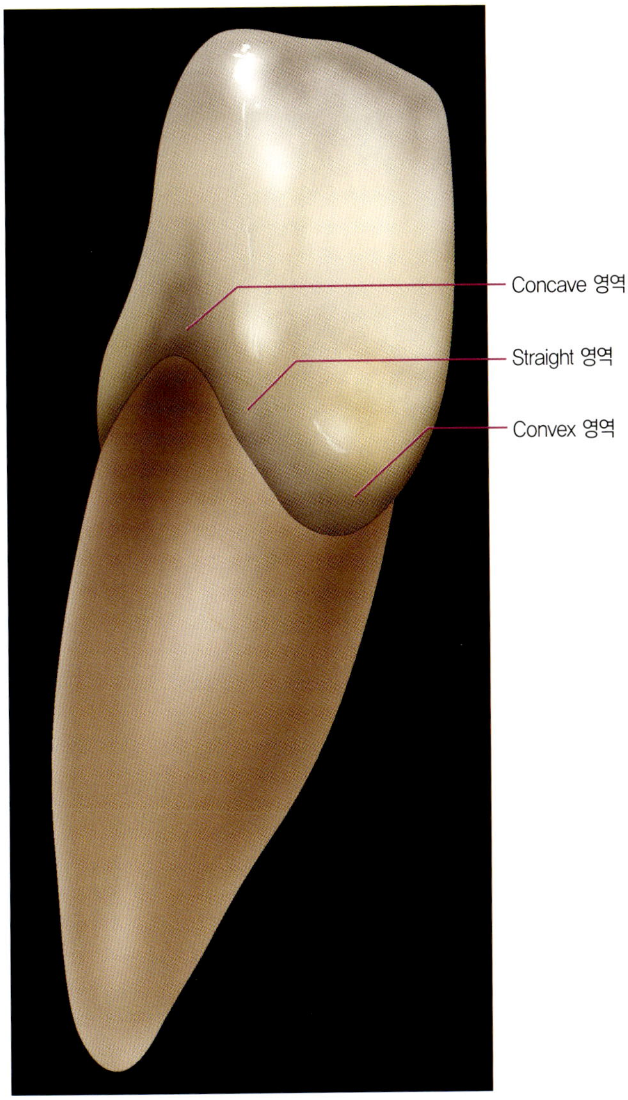

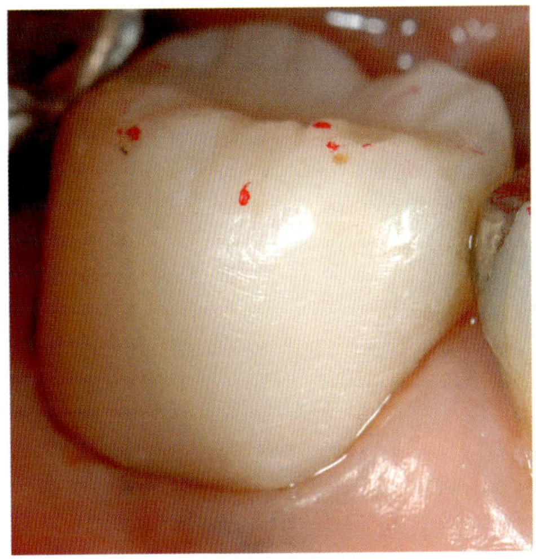

Tissue retention

Tissue retention이란 1970년경, Stein이 전치의 지대치 형태를 나타낸 그림에 사용한 말이며 수복물의 치은연 하부에 있는 기능적 요건에 대해 서술한 것이다. 즉, 수복물의 치은에 접하는 부분은 치은의 재생, 성장을 방해하지 않고 치은의 형태를 유지할 수 있는(tissue retention) 형태를 부여해야 한다는 것이다.

마진이 치은연 하부에 설정되면 유리치은은 본래 있던 지지를 잃는다(아래 우측 그림). 수복물의 치은연 하부에 적절한 형태와 매끄럽고 광택 있는 연마면을 부여함으로써 유리치은 등은 본래의 건강한 상태를 회복, 유지하고 또한 자연스러운 심미를 얻을 수 있다.

Provisional restoration에서의 치은연 하부 주변의 recontouring은 emergence profile부의 tissue retention을 고려한 형태 수정이며 중요한 순서의 하나이다.

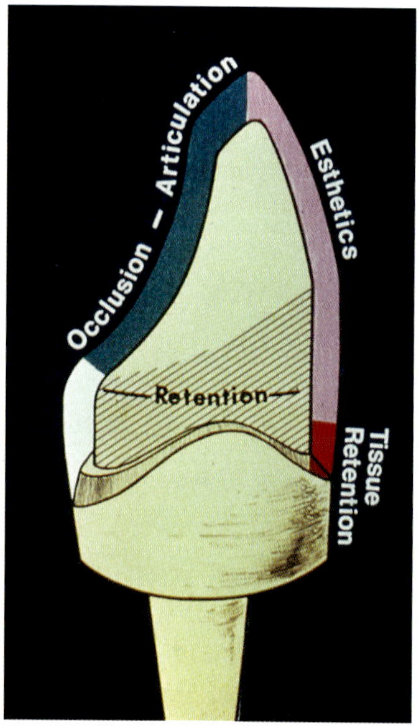

Stein이 제창, Miller가 그린 전치의 지대치 형태. (Kuwata 제공)

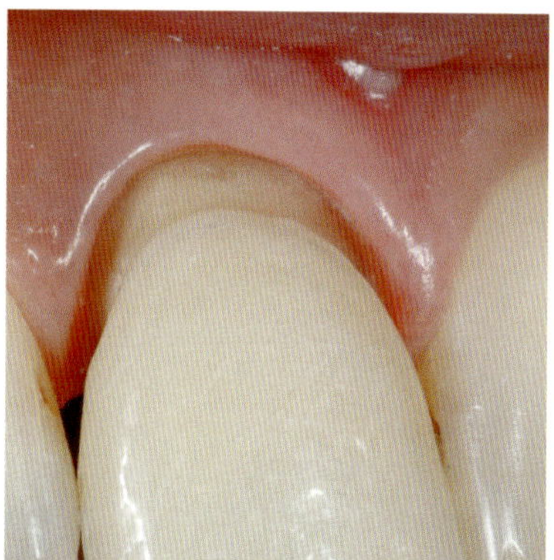

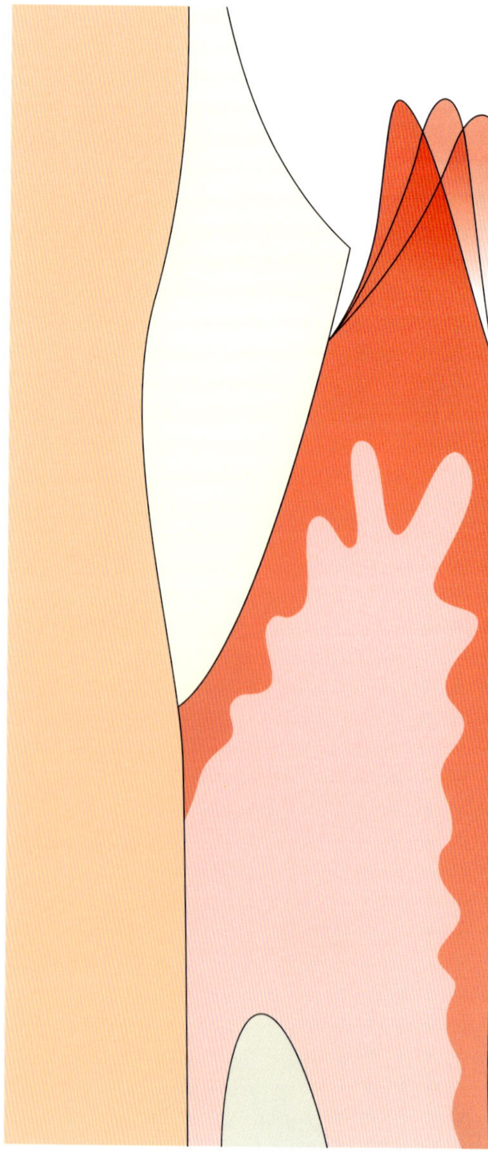

Part 2

Provisional restoration을 제작할 때에 필요한 자연치의 관찰

상악 중절치, 상악 견치, 상악 제1소구치, 상악 제1대구치, 하악 중절치, 하악 제1소구치, 하악 제1대구치의 자연치를 관찰하여 기준점, three plane, 오목한 면 및 볼록한 면과 우각부를 그림에 표시한다. 자연치의 형태를 자세히 관찰함으로써 귀납적으로 기준화되고 기능적, 생물학적 및 역학적 요건을 충족시킨 provisional restoration의 치료 형태를 과학적으로 파악할 수 있게 될 것이다.

수복치료에 필요한 치열과 치아 형태의 요점

자연치를 관찰하기 전에 필자(Kuwata)가 wax-up한 모형(NISSIN사에 의해 데이터화된 것)으로부터 수복치료에 필요한 치열과 치아 형태의 요점을 해설한다.

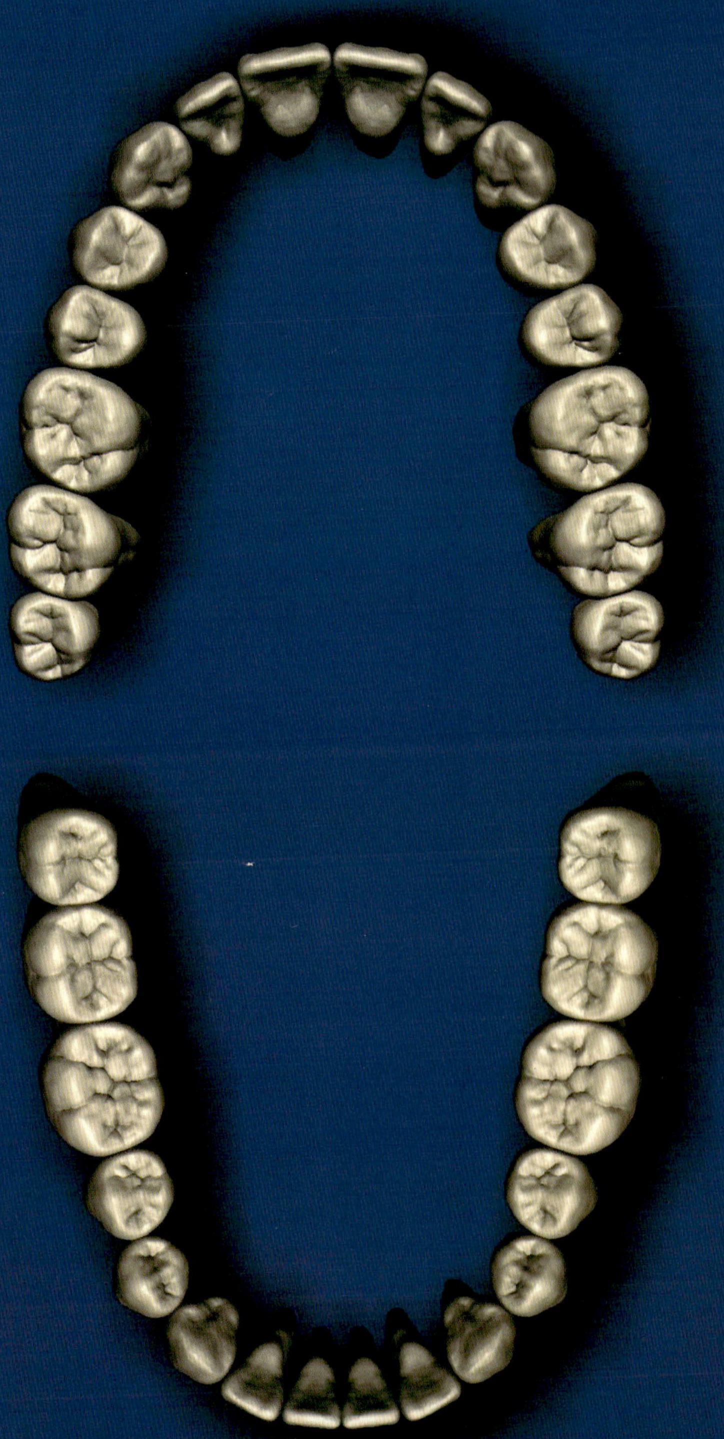

1개가 바르게 수복될 수 있는 수준으로밖에 전악은 수복될 수 없다. 전악이 수복될 수 있는 수준으로밖에 1개는 바르게 수복될 수 없다.

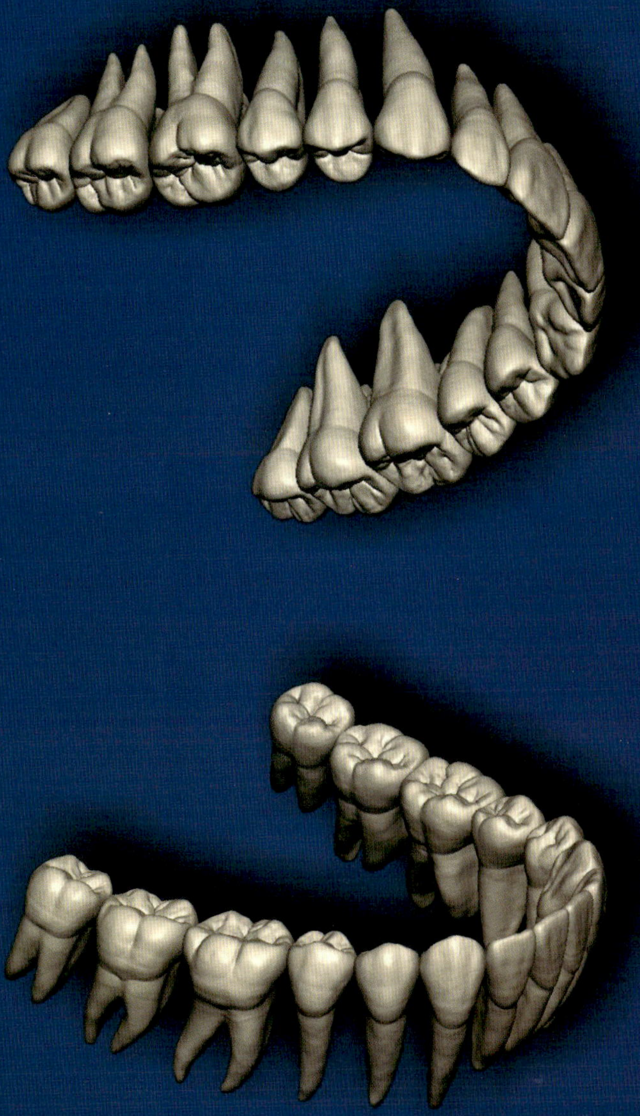

Arch Form–Tooth Form–Oral Composition

1. 기능 교두정(cusp tips)은 대합치의 협설적 중심에 자리 잡는다(cusp to fossa).
2. 구치부 협설의 교두정 사이의 거리는 치관 협설 최대 폭경의 55~60%라고 한다.
3. 근원심적인 교두정의 위치는 치근의 중심선상으로 한다.
4. 시상면에 보이는 전치의 교두정은 교합 평면상의 상하 차이가 없는 동일 평면상으로 이어진다.
5. 교합압이 치아의 장축을 향하고 치근막에 균등하게 미치는 것 같은 치아의 형태로 한다.

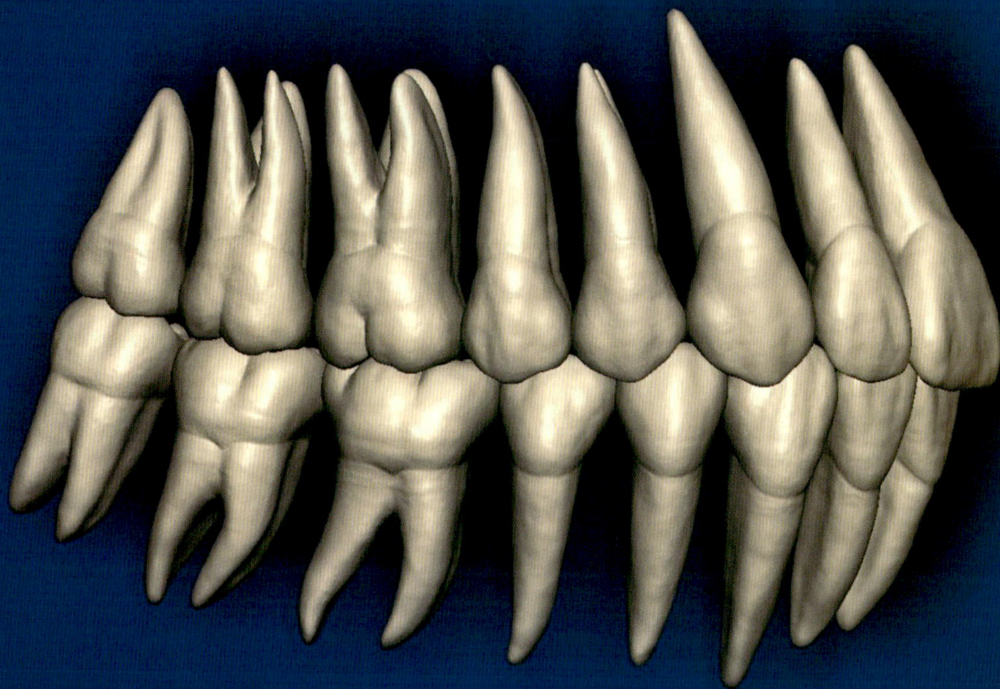

1. 전치부에서는 구치부에 걸리는 교합압의 부담을 보충하고(anterior guidance), 구치부에서는 전치부에 걸리는 측방압의 부담을 경감시키는 것 같은 전치부와 구치부와의 형태적인 관계로 한다.
2. 과두 안정위에서의 상악 치아와 하악 치아의 관계는 전치가 균등하게 접촉한다.
3. 강하게 물지 말고 가볍게 맞물리게 하여 정지했을 때 전치가 균일하게 접촉하게 한다.
4. 기본적으로는 교두 대 소와 교합관계(cusp to fossa)로 한다.

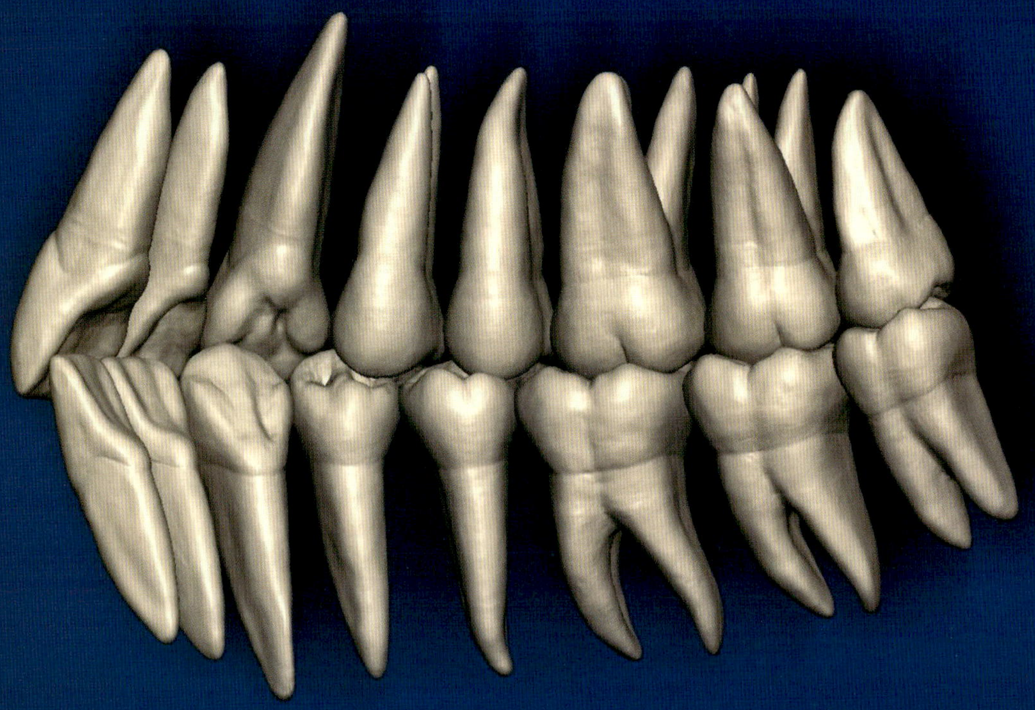

Functionally Discluded Occlusion

측방 운동 시에 상하악 치아의 접촉 활주는 작업측의 견치에 요구해, 하악 구치의 협측기능 교두절연(working surface)과 상악 구치 작업측 내사면과의 기능적인 접근 정도(functional chewing distance)를 저작 스트로크(chewing stroke)의 범위 내(증례 고유의 각도)에서 적절하게 계획함과 동시에 비작업측에서는 상하악 구치 비작업측 내사면과 대합하는 교두와의 기능적인 이개 정도(functional disclusion angle)를 증례 고유의 각도에 따라 적절하게 계획(disclusion distance)한다.

상악 중절치

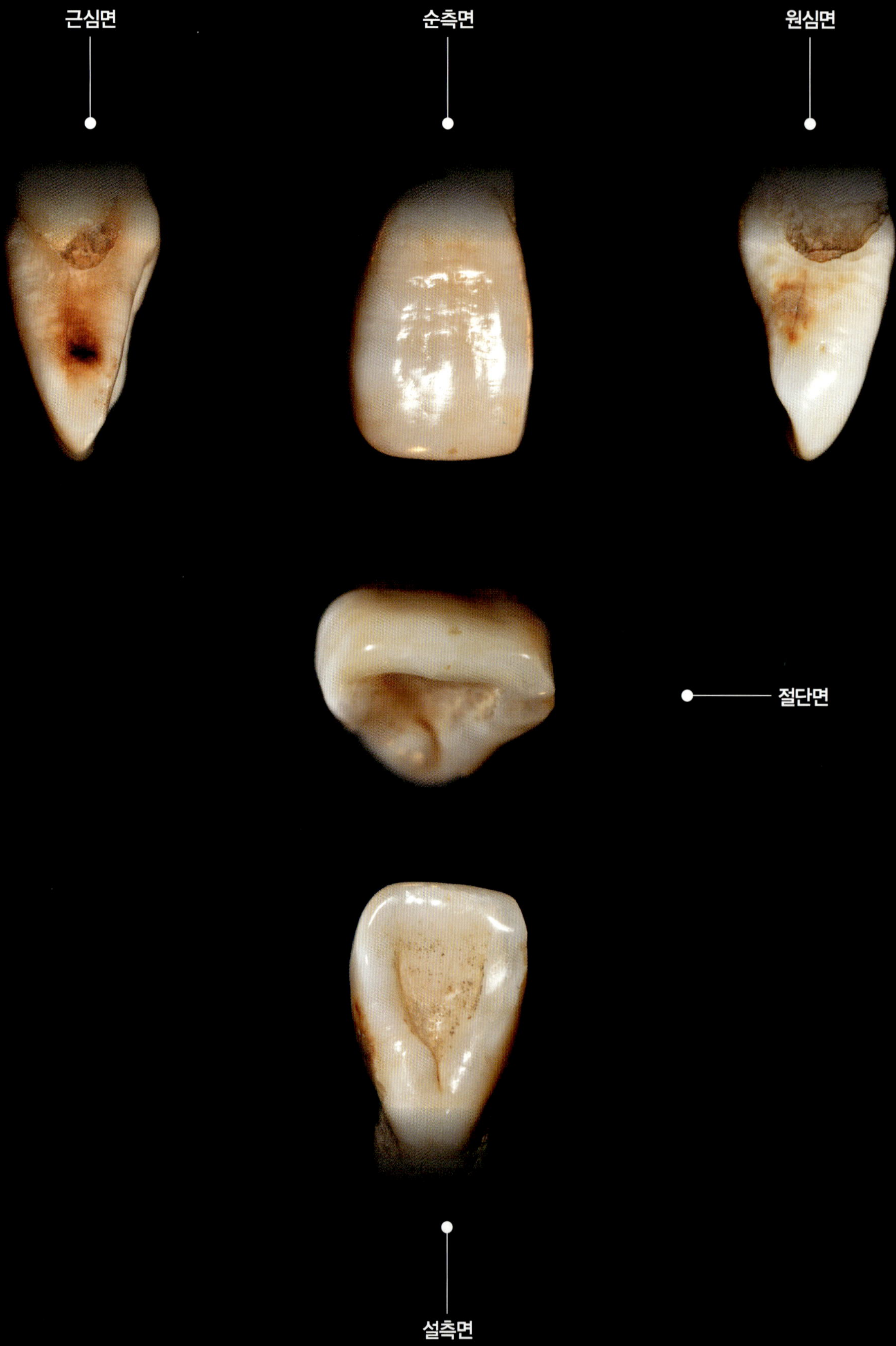

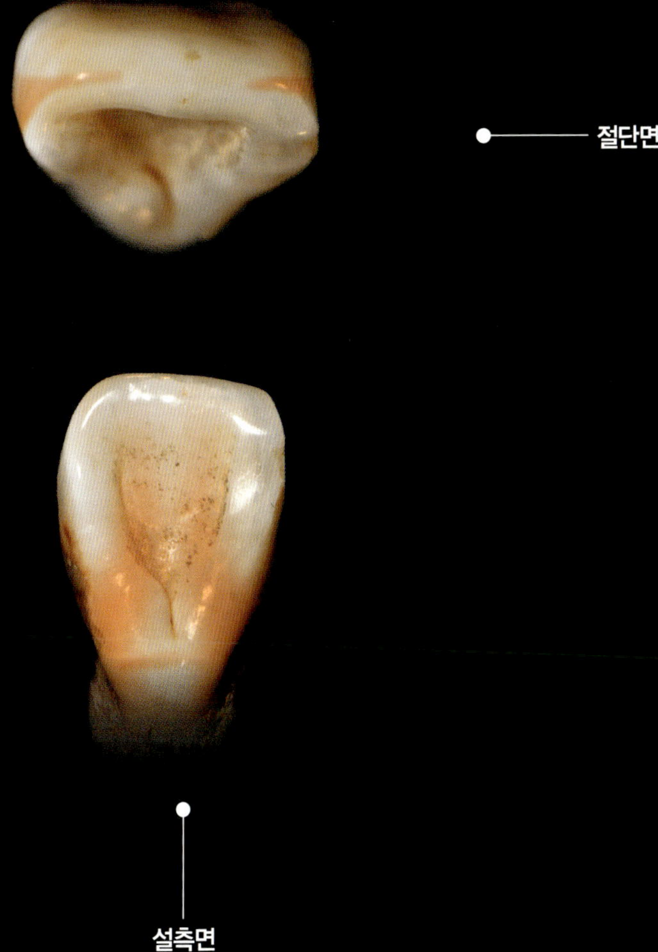
절단면
설측면

상악 중절치

근심면

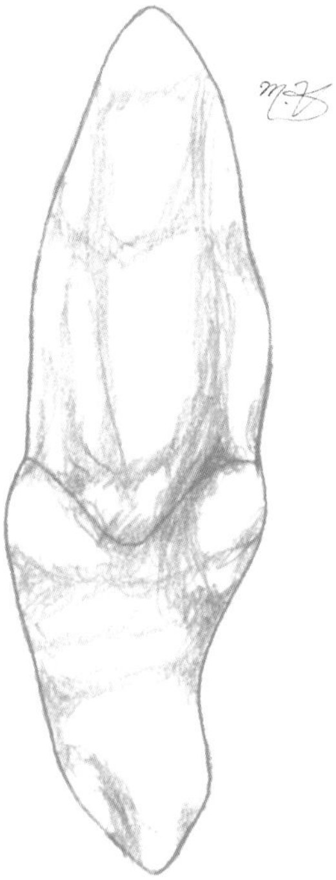

순측면

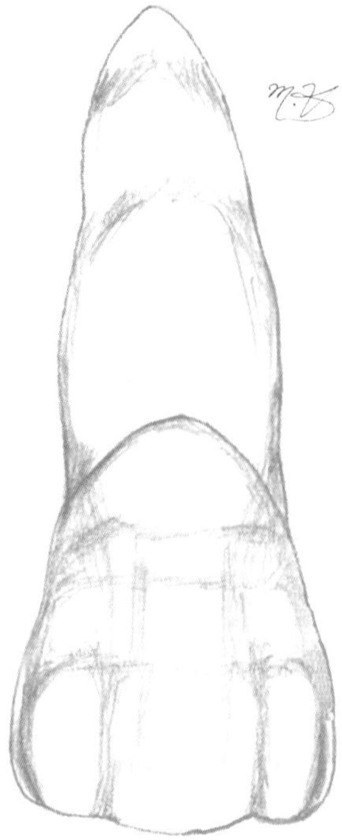

원심면

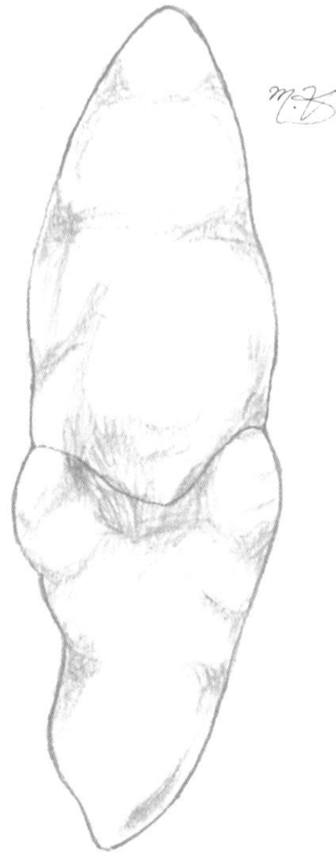

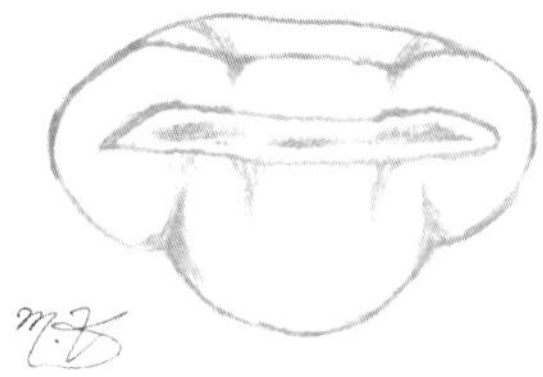

절단면

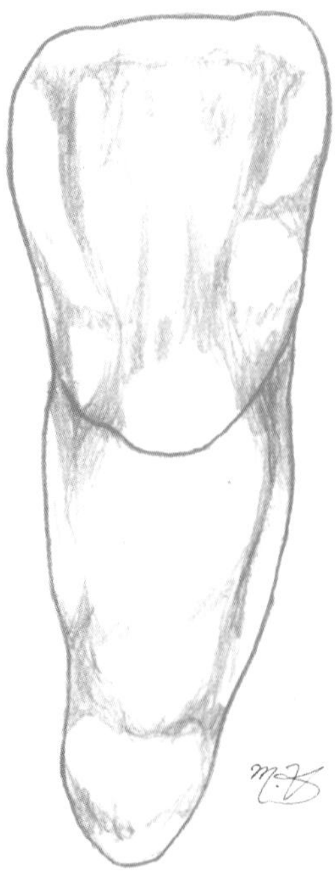

설측면

상악 중절치 (기준점을 표시한 것)

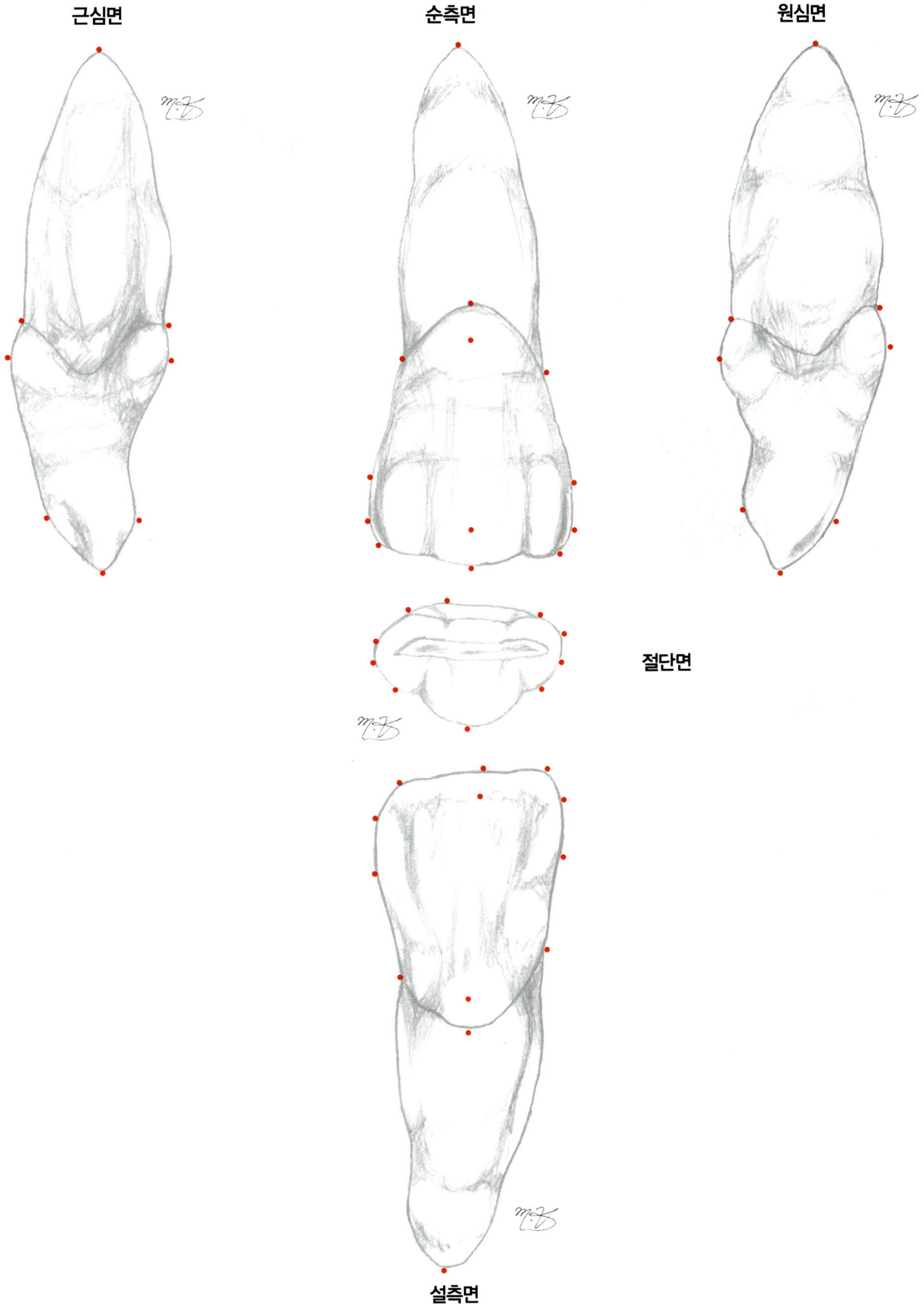

상악 중절치 (기준점과 three plane을 표시한 것)

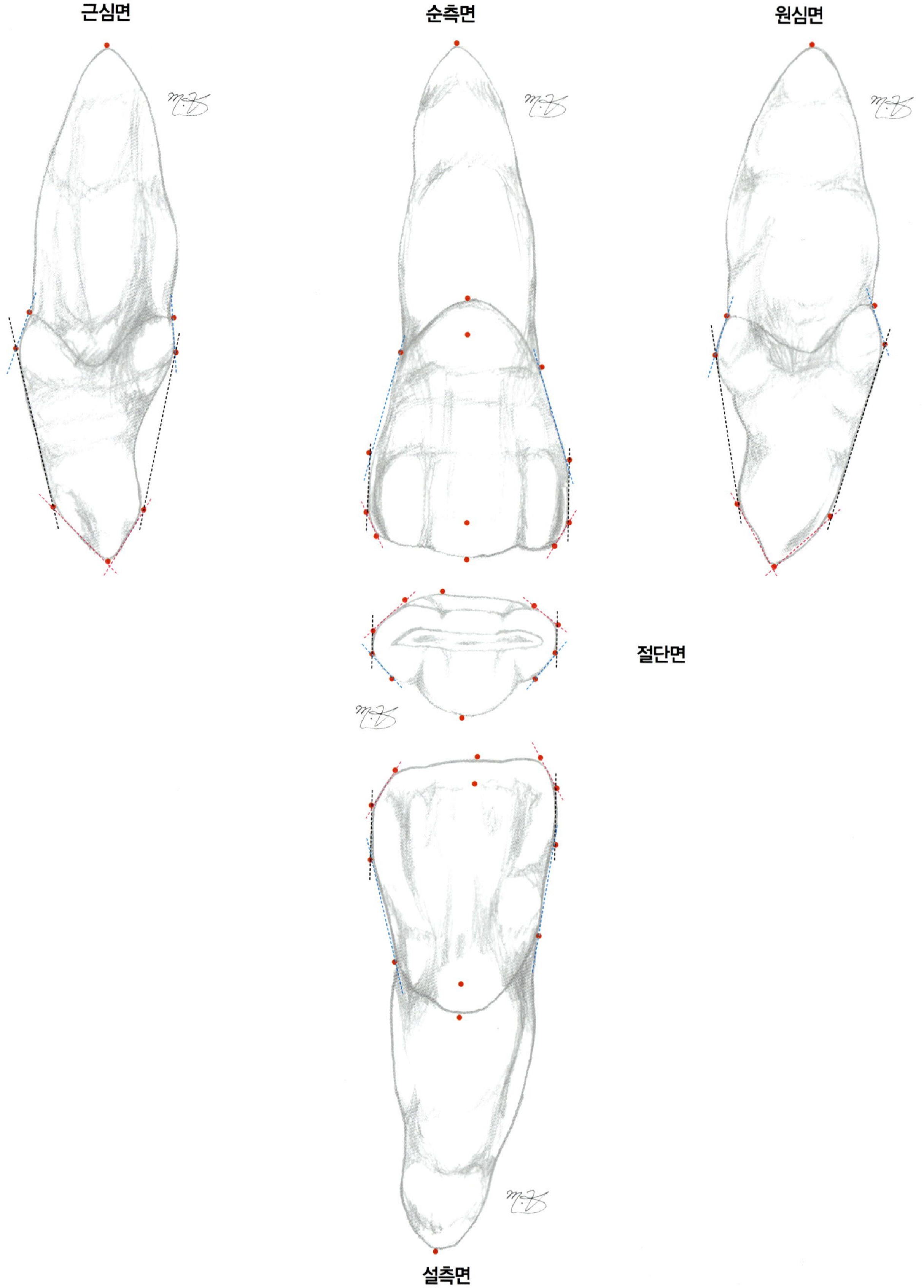

상악 중절치 (치관에서 치근으로 향하는 concave를 선으로 표시한 것)

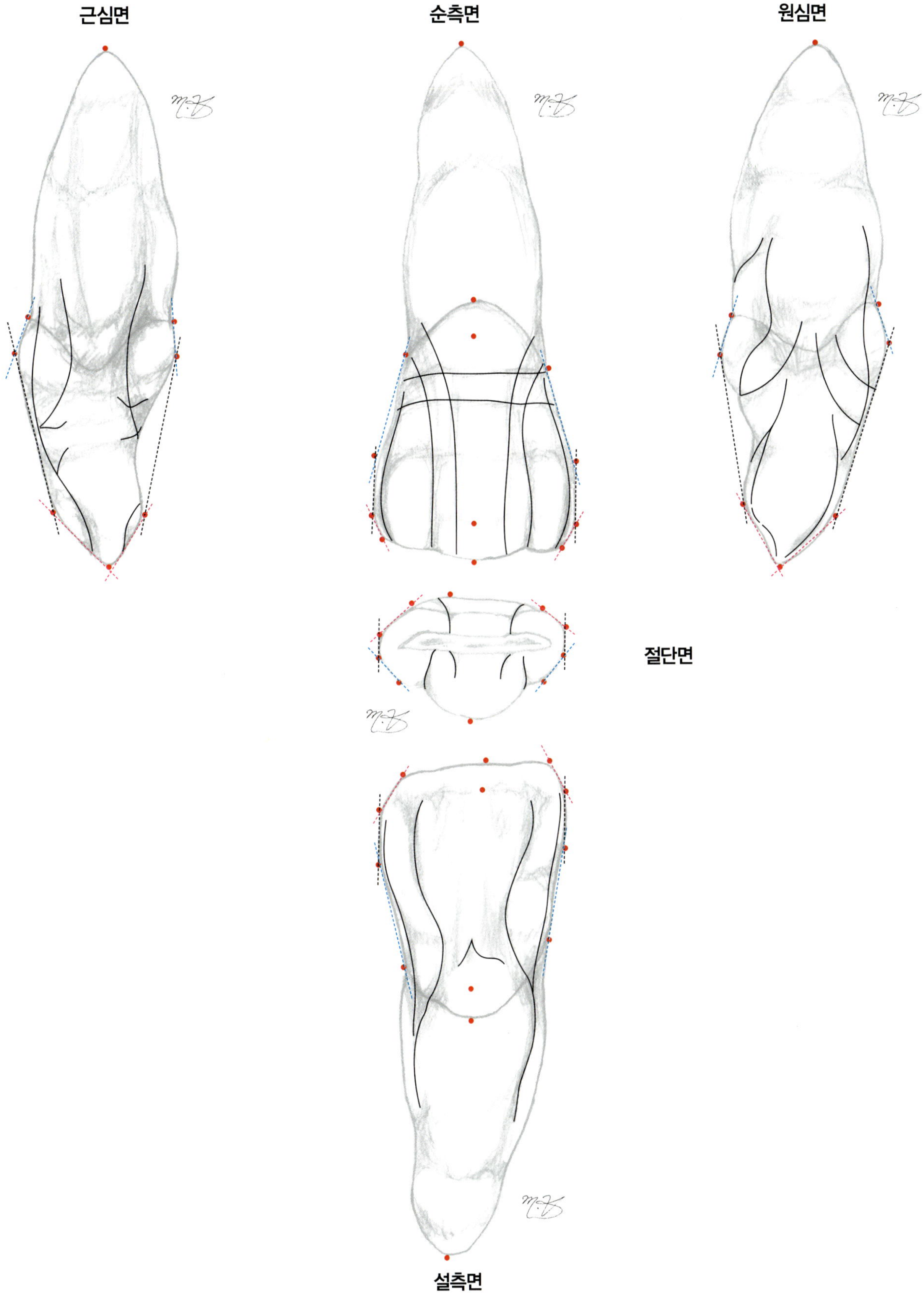

상악 견치

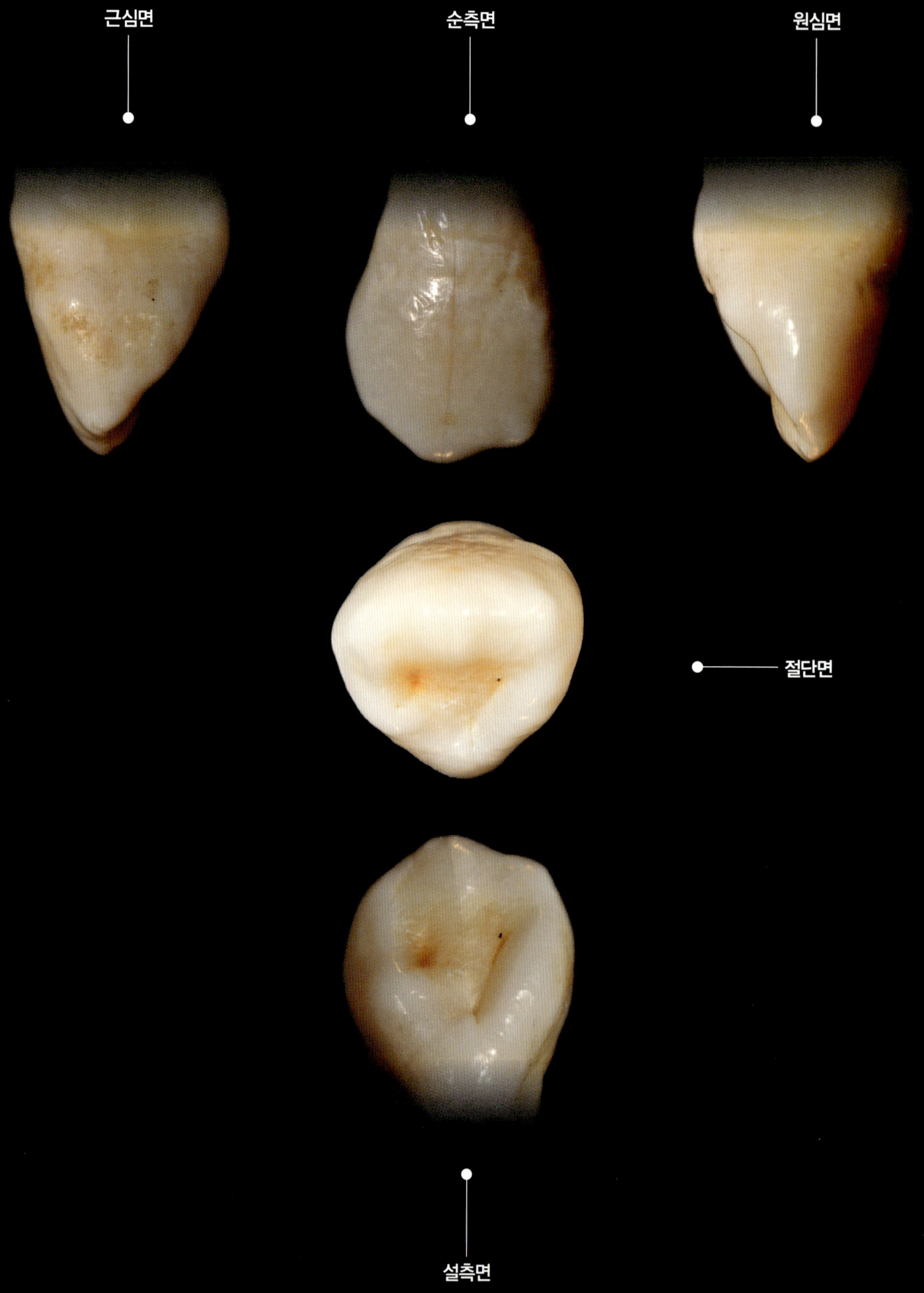

상악 견치 (concave 및 transitional line angle을 표시한 것)

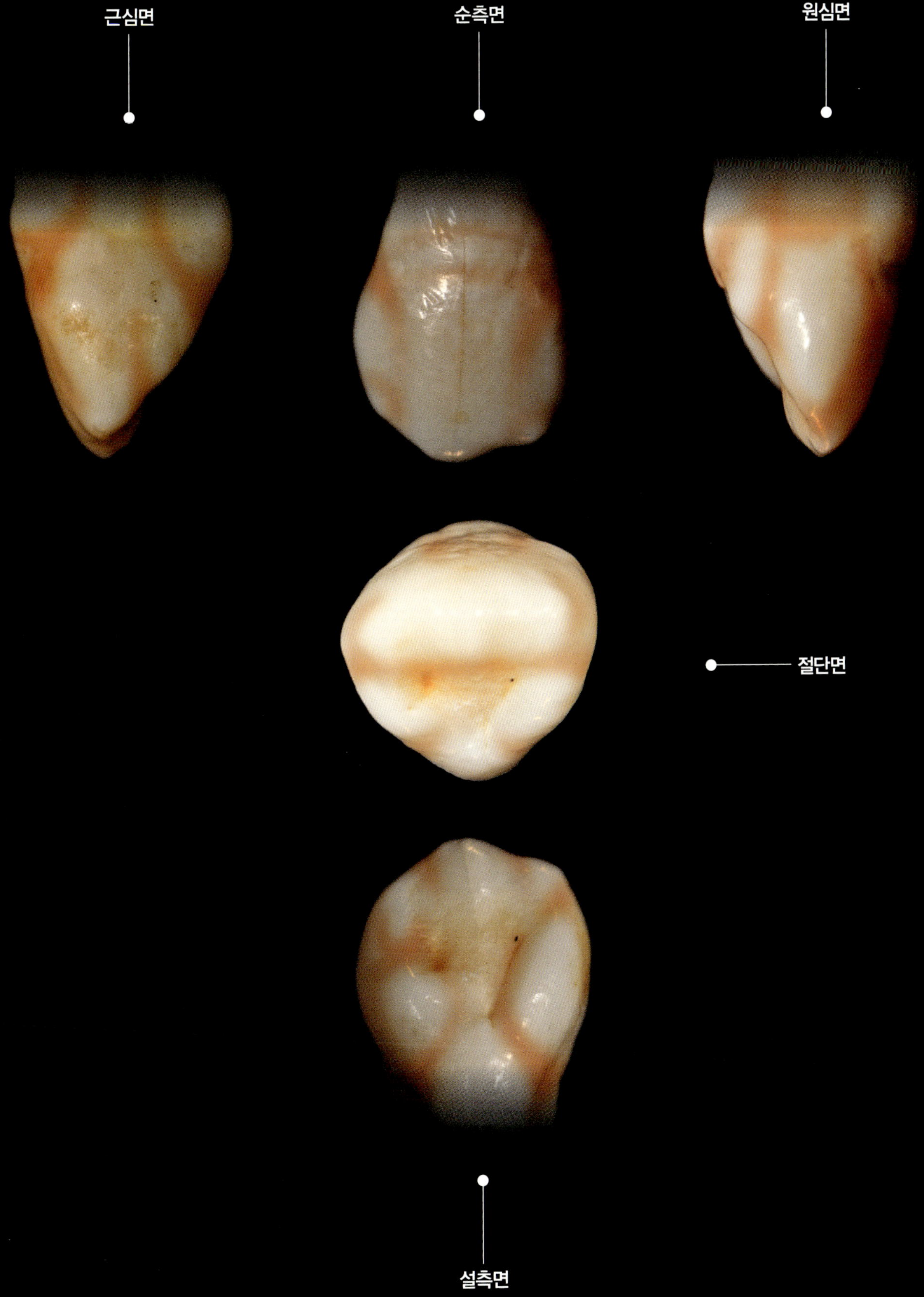

상악 견치

근심면

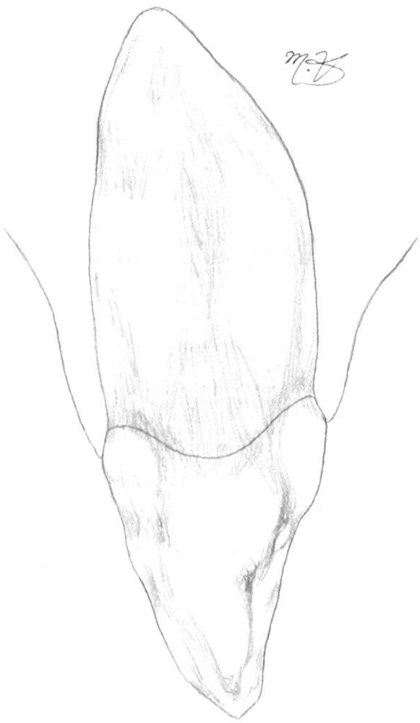

순측면

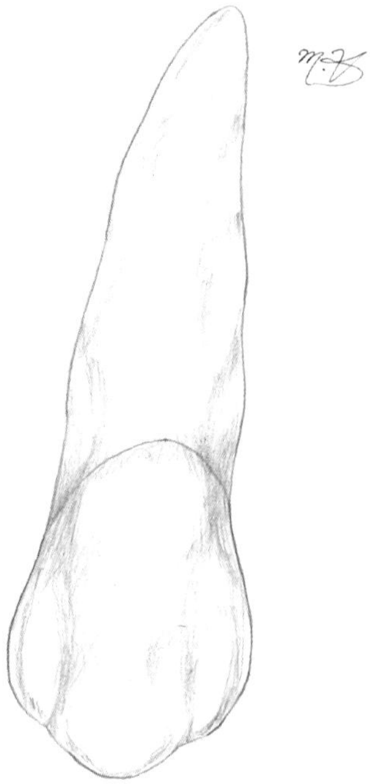

원심면

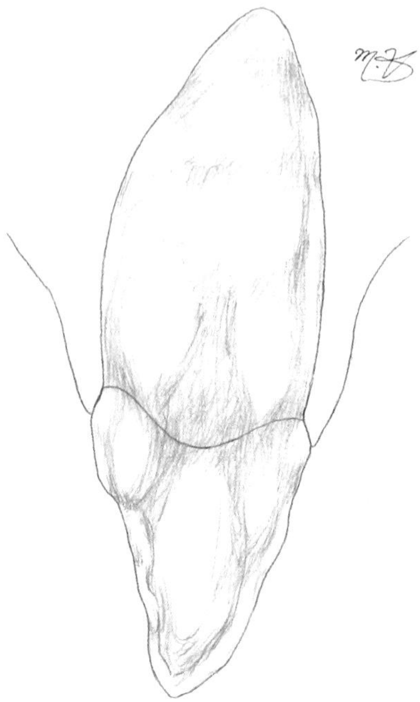

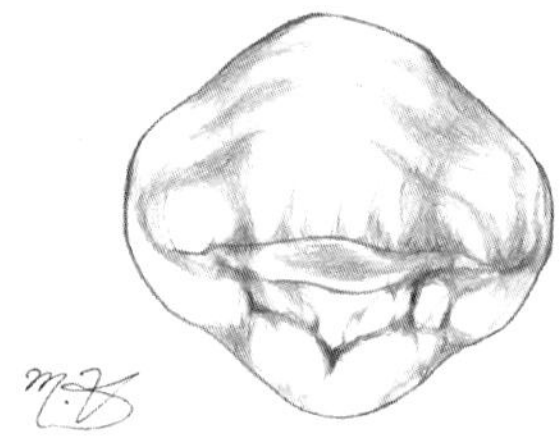

절단면

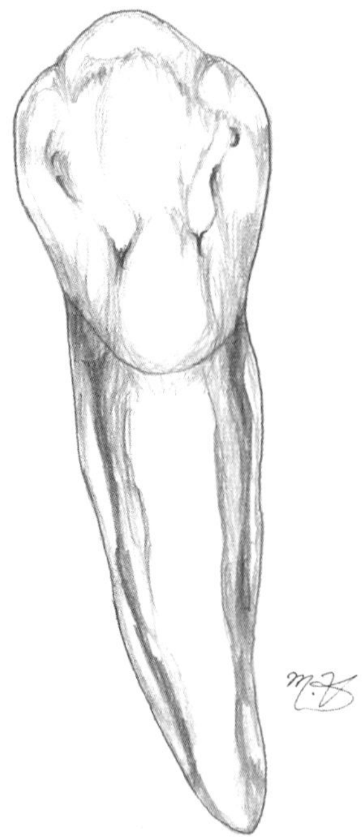

설측면

상악 견치 (기준점을 표시한 것)

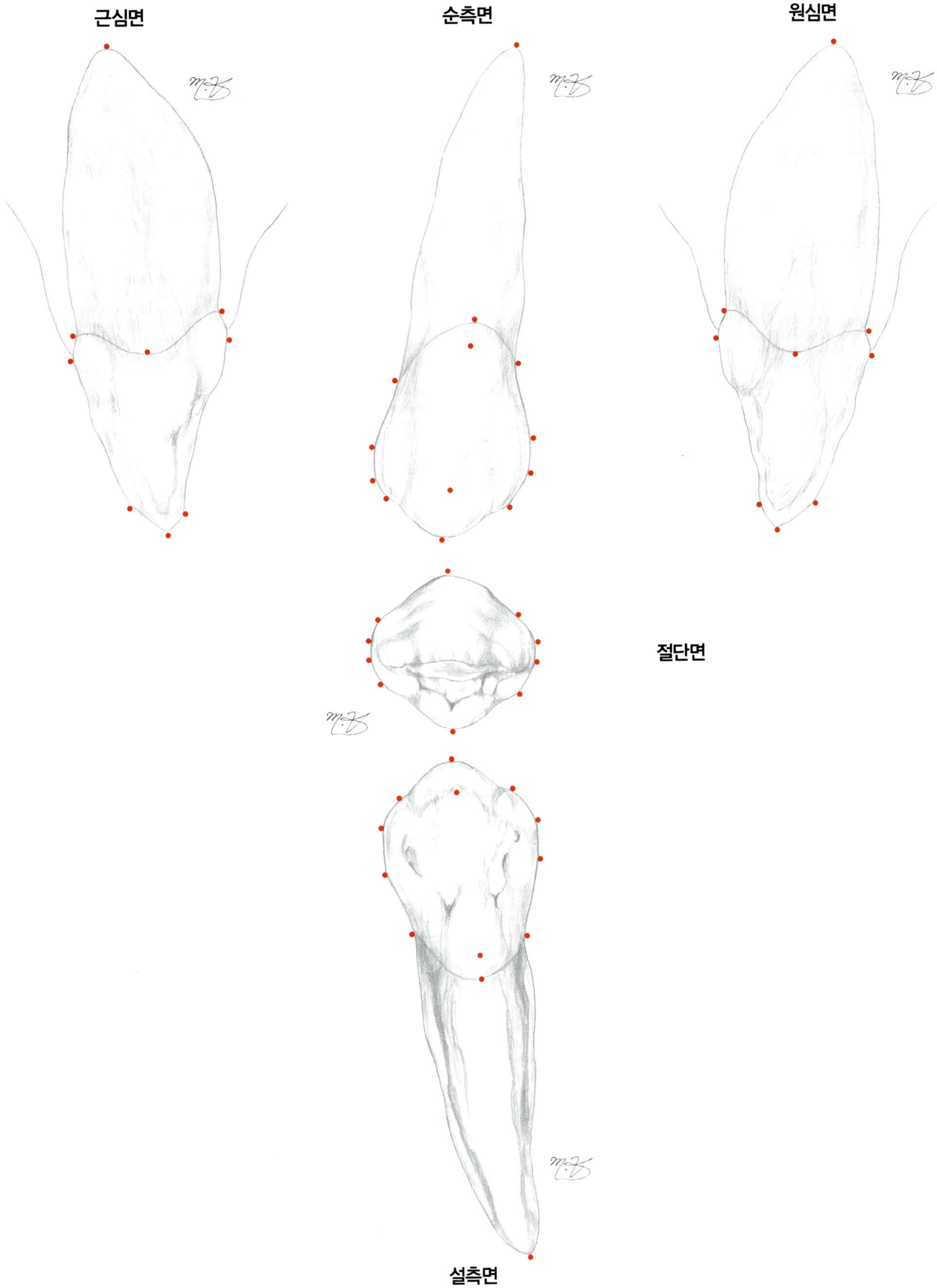

상악 견치 (기준점과 three plane을 표시한 것)

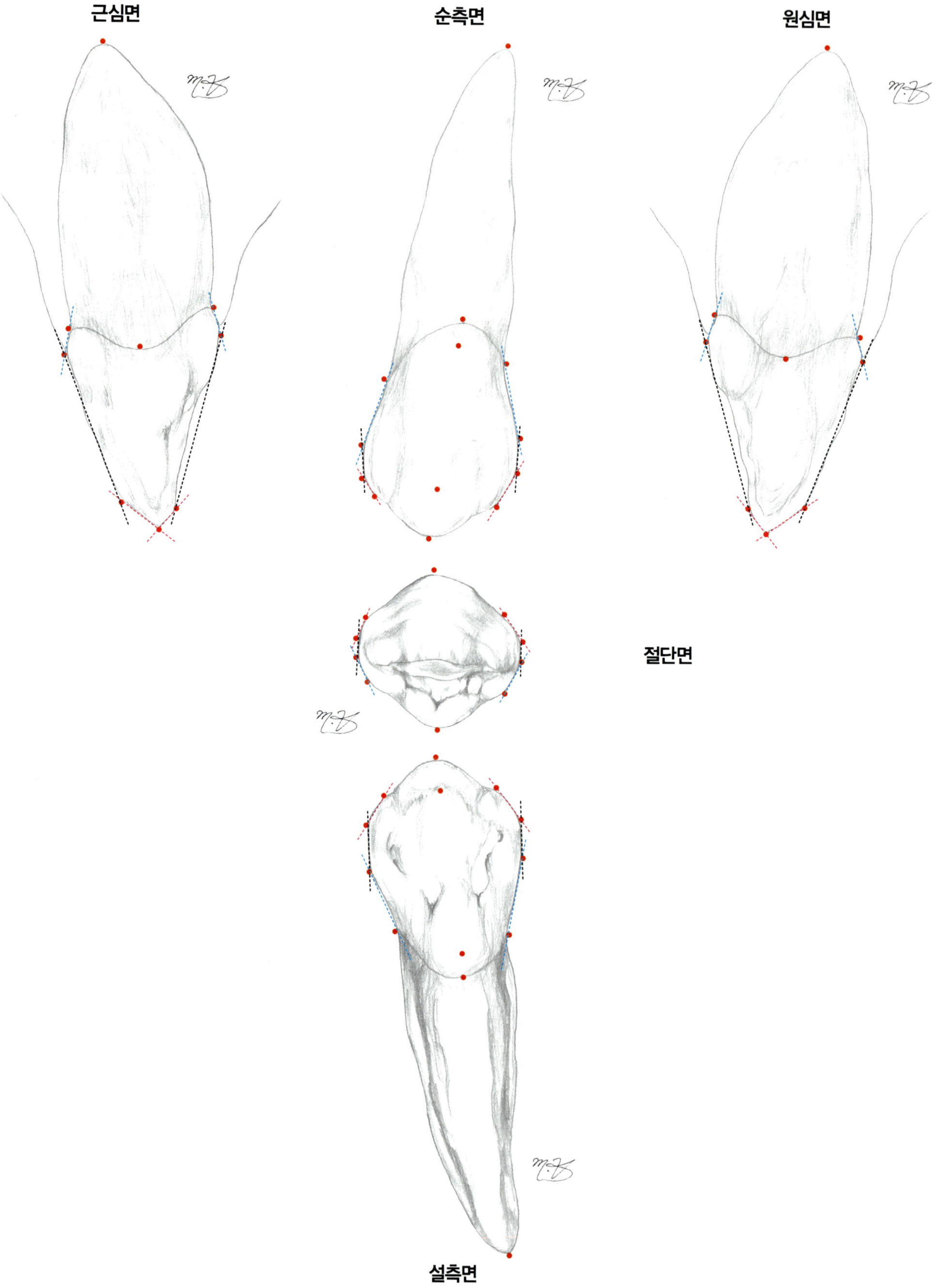

상악 견치 (치관에서 치근으로 향하는 concave를 선으로 표시한 것)

근심면

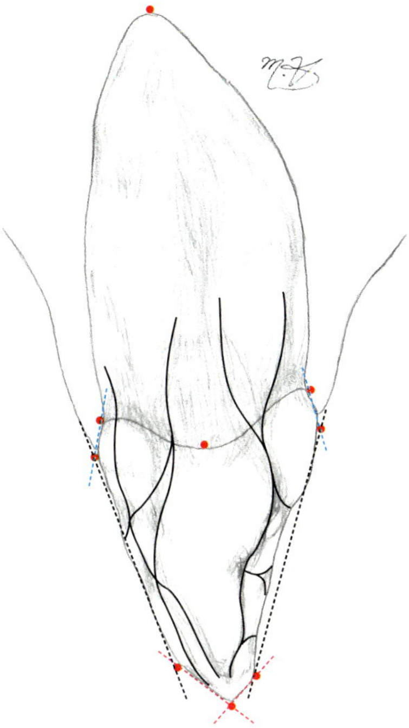

순측면

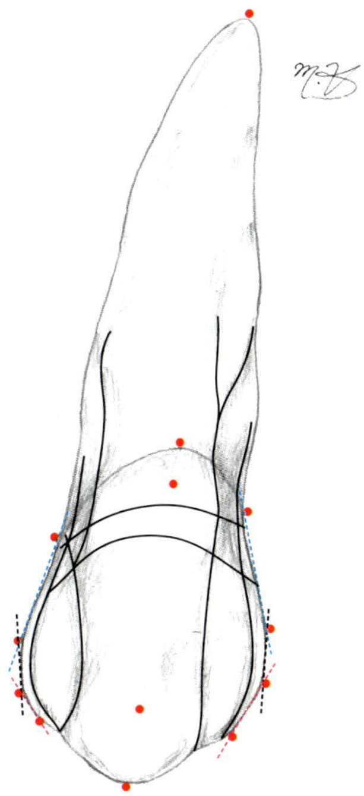

원심면

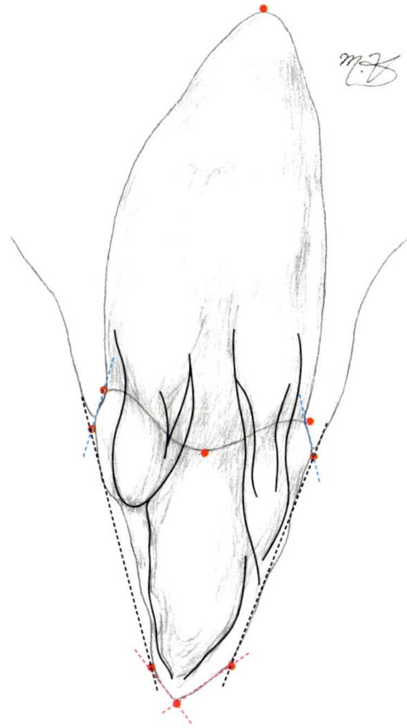

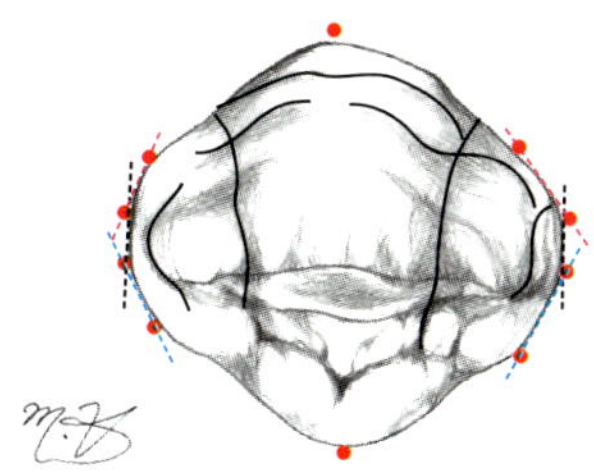

절단면

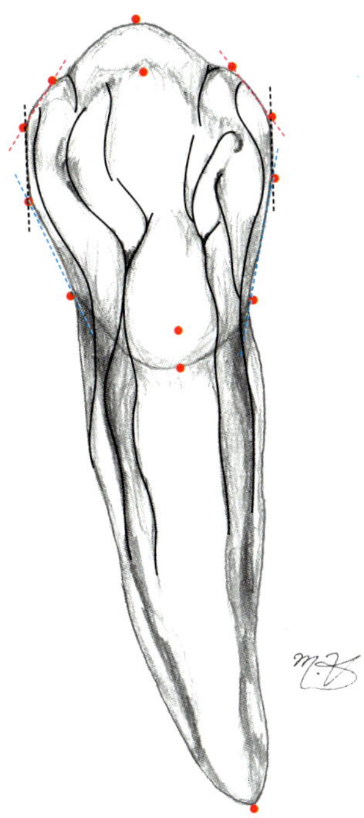

설측면

상악 제1소구치

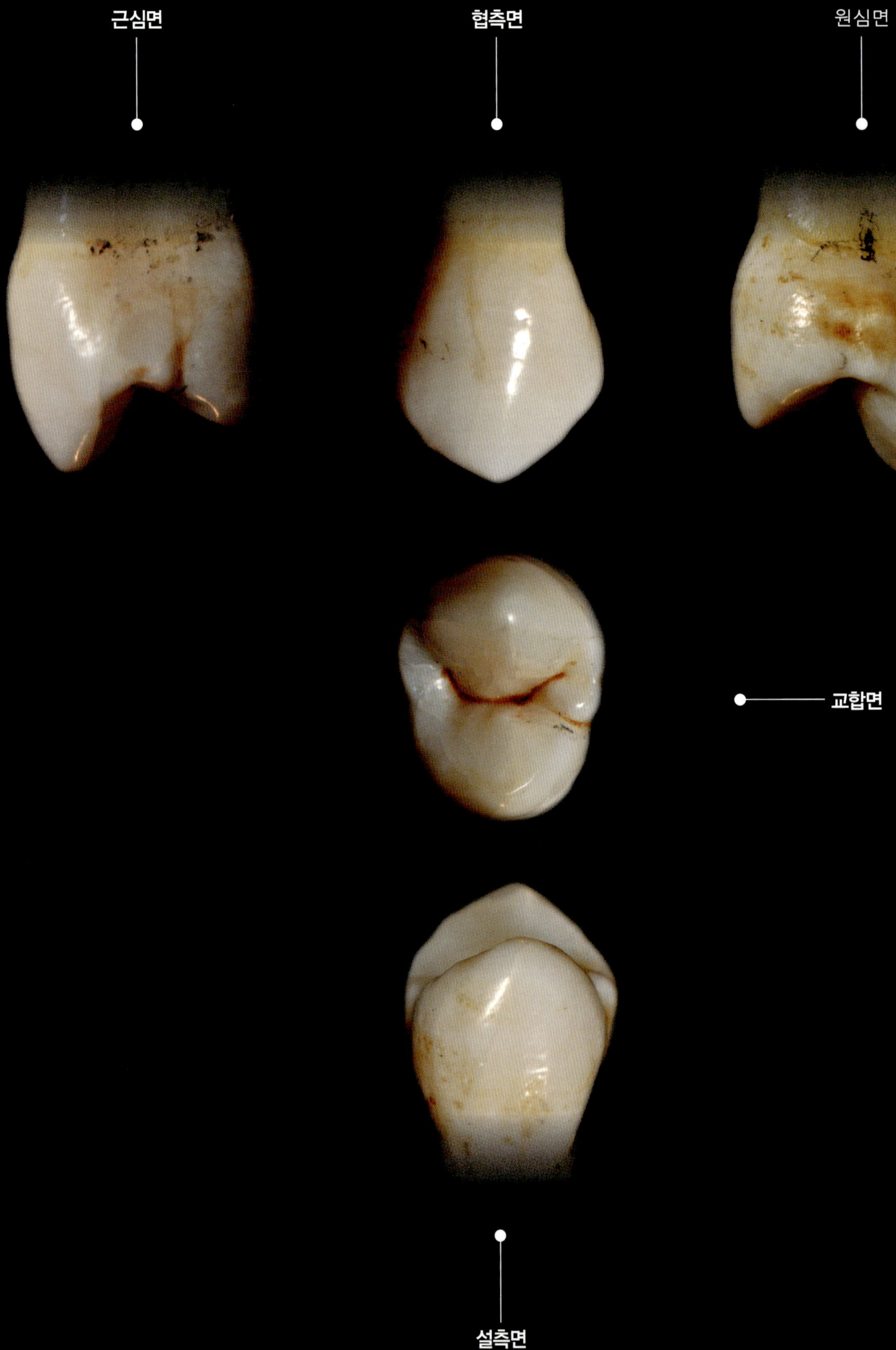

상악 제1소구치 (concave 및 transitional line angle을 표시한 선)

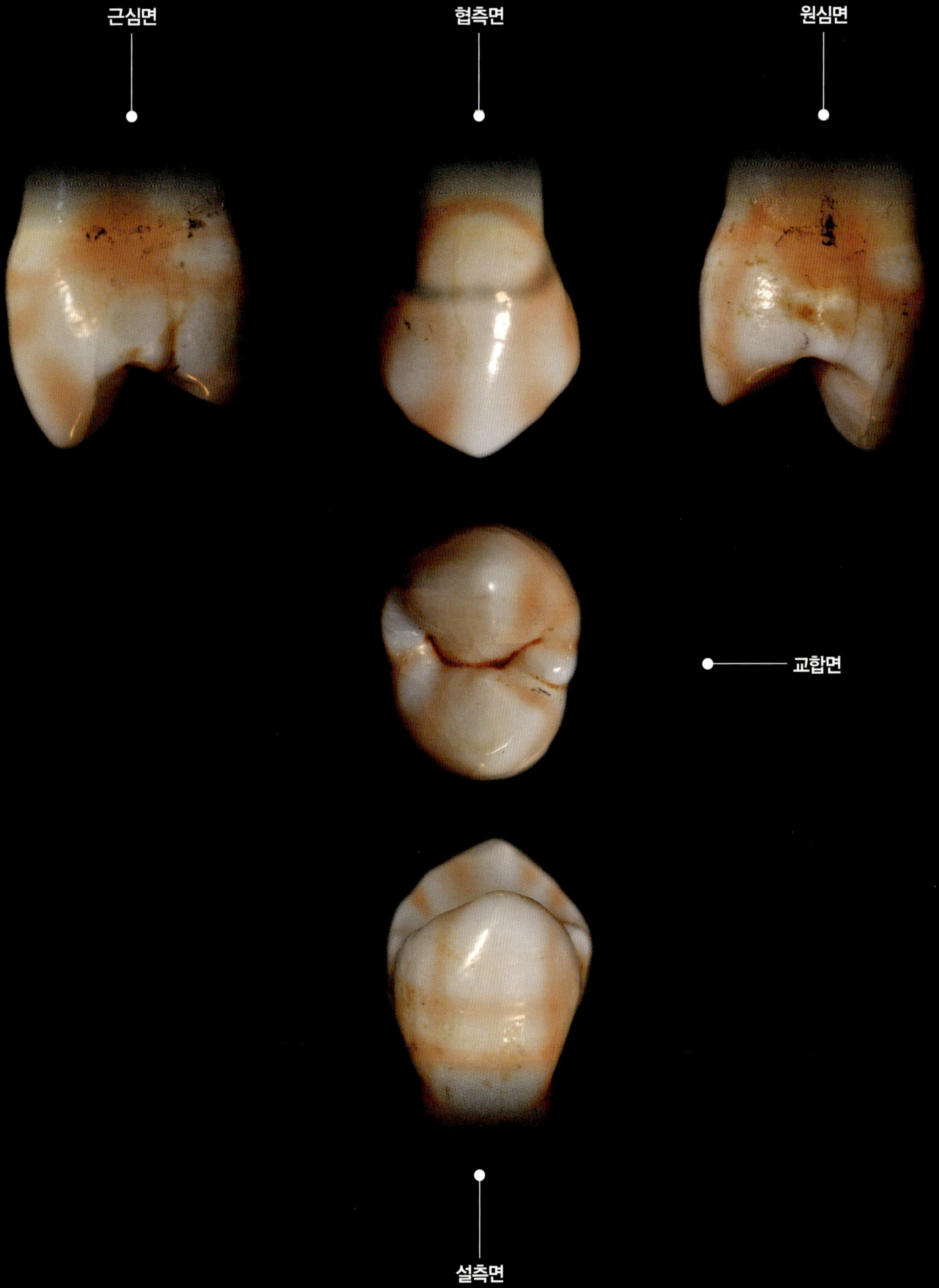

상악 제1소구치

근심면

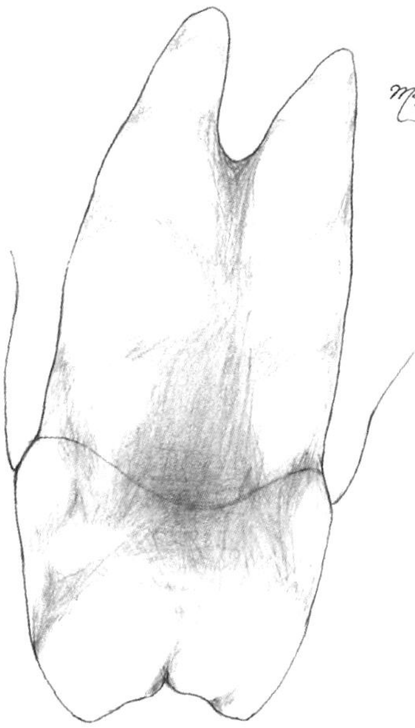

협측면

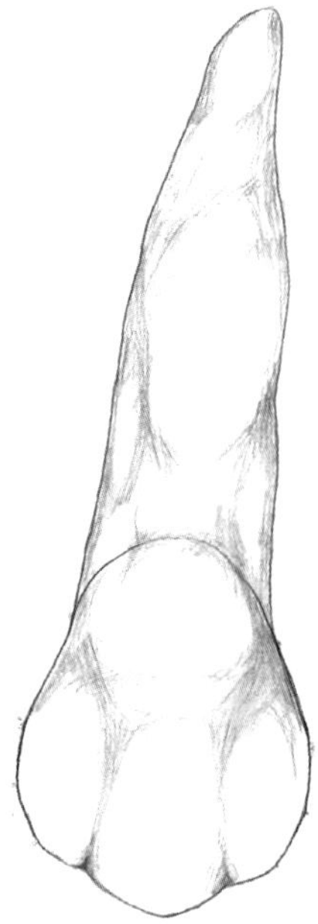

원심면

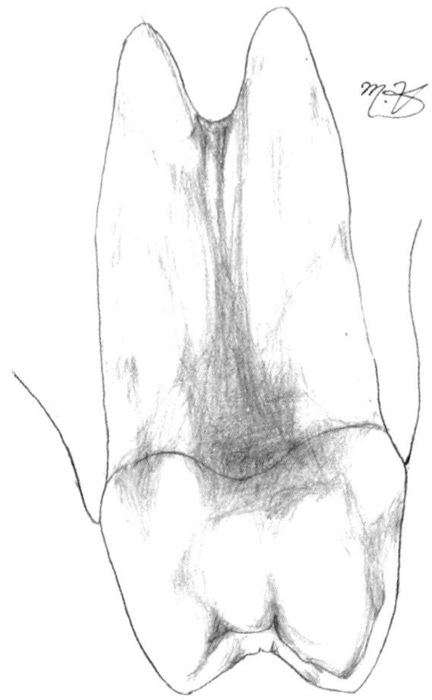

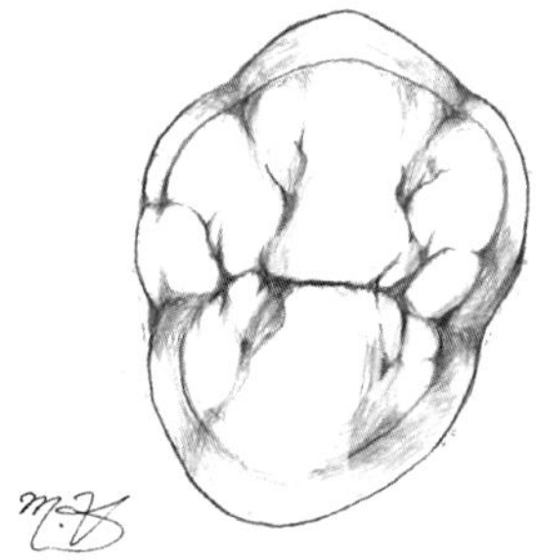

교합면

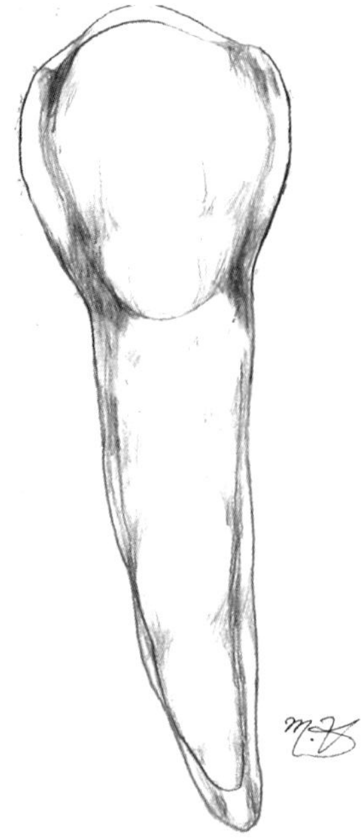

설측면

상악 제1소구치 (기준점을 표시한 것)

근심면

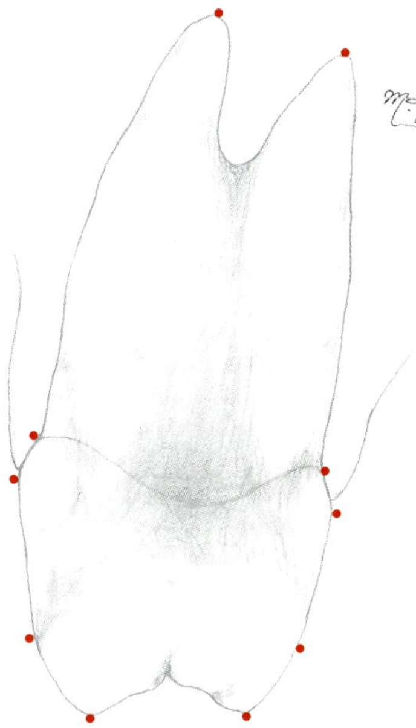

협측면

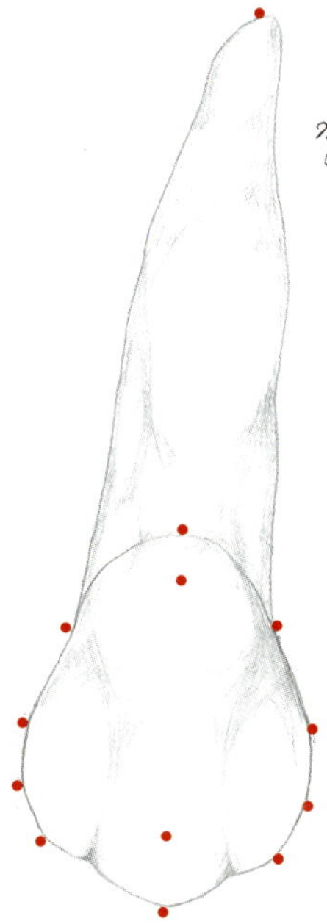

원심면

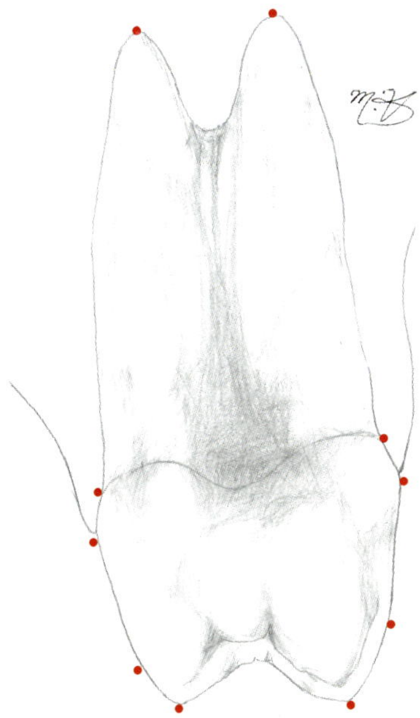

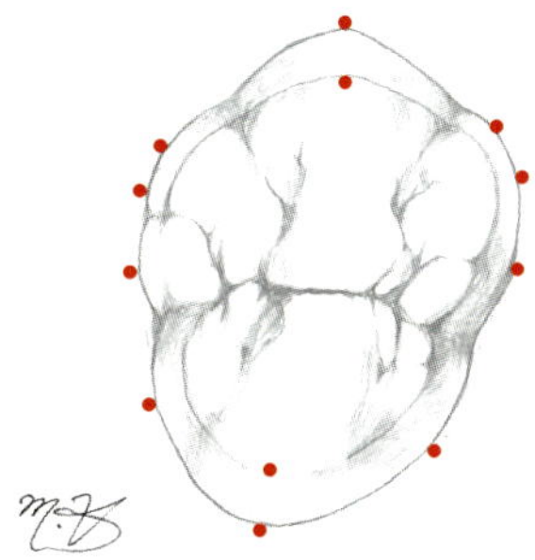

교합면

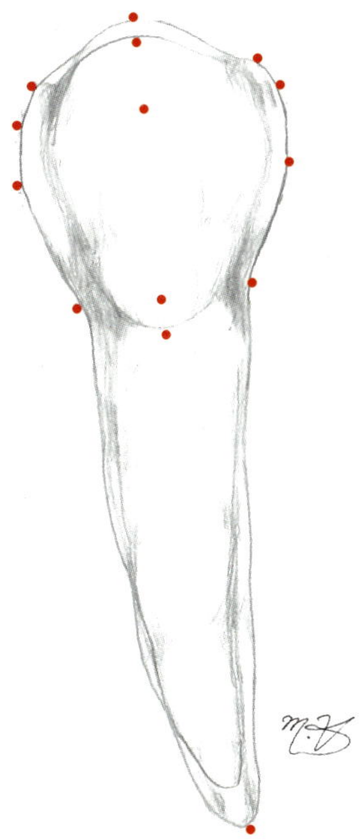

설측면

상악 제1소구치 (기준점과 three plane을 표시한 것)

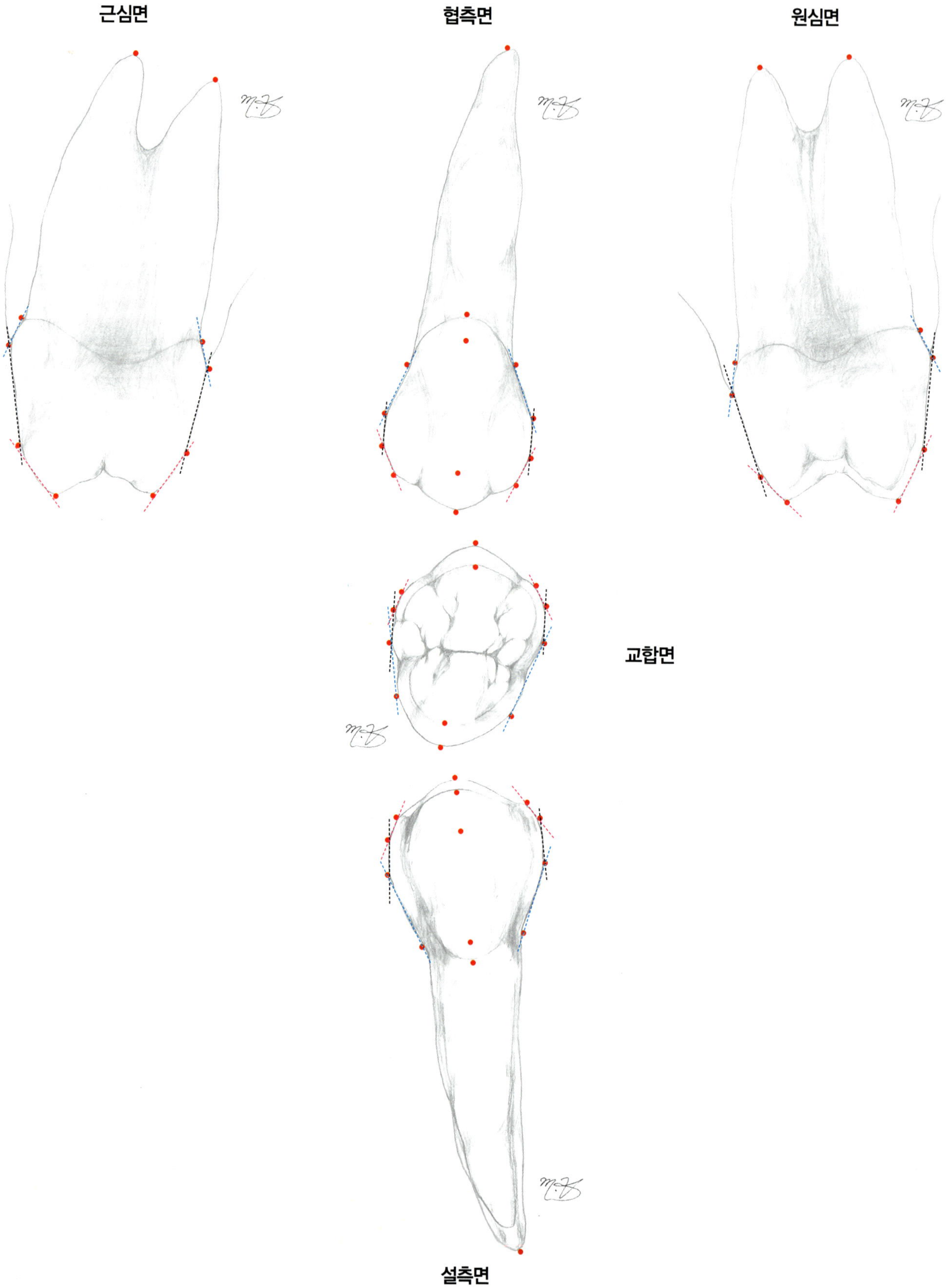

상악 제1소구치 (치관에서 치근으로 향하는 concave를 선으로 표시한 것)

근심면

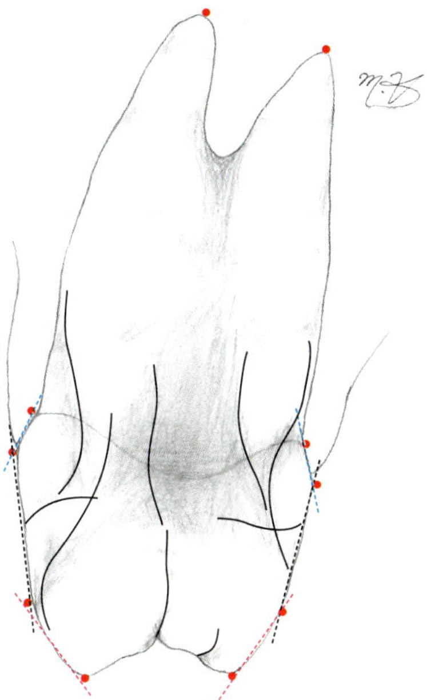

협측면

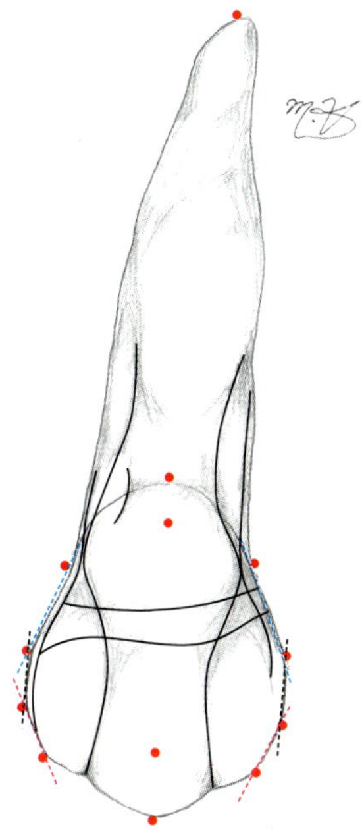

원심면

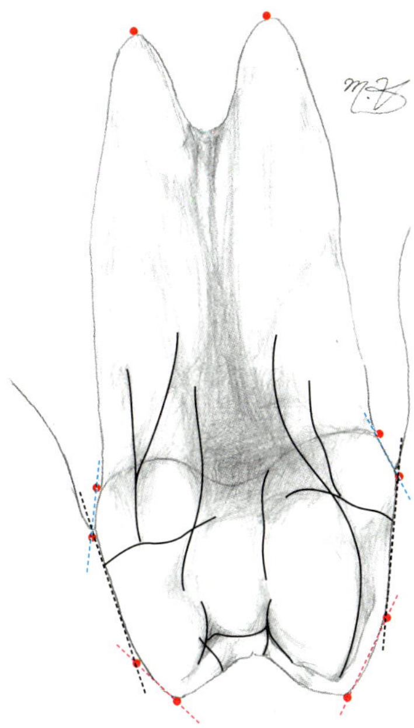

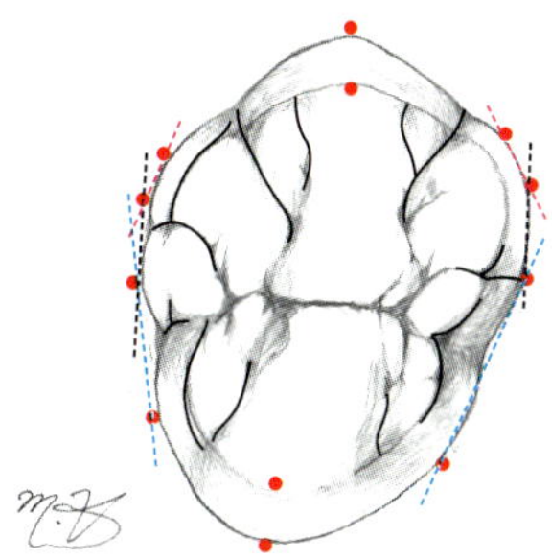

교합면

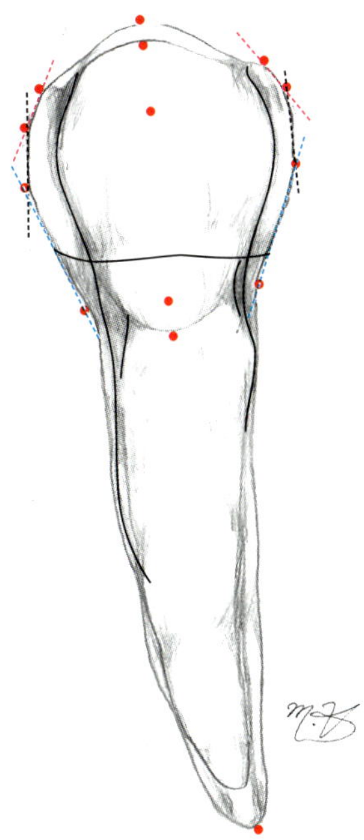

설측면

상악 제1대구치

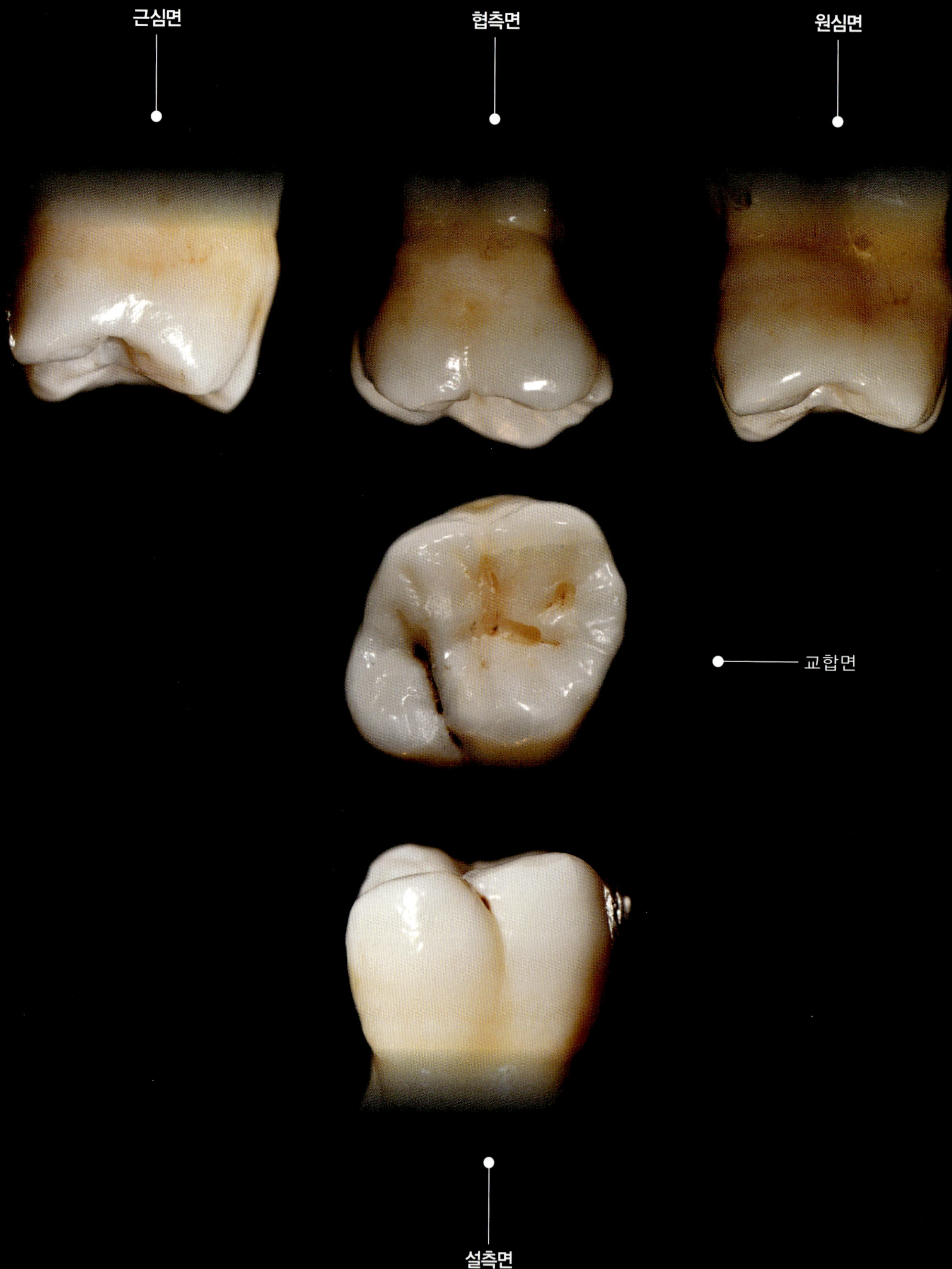

상악 제1대구치 (concave 및 transitional line angle을 표시한 것)

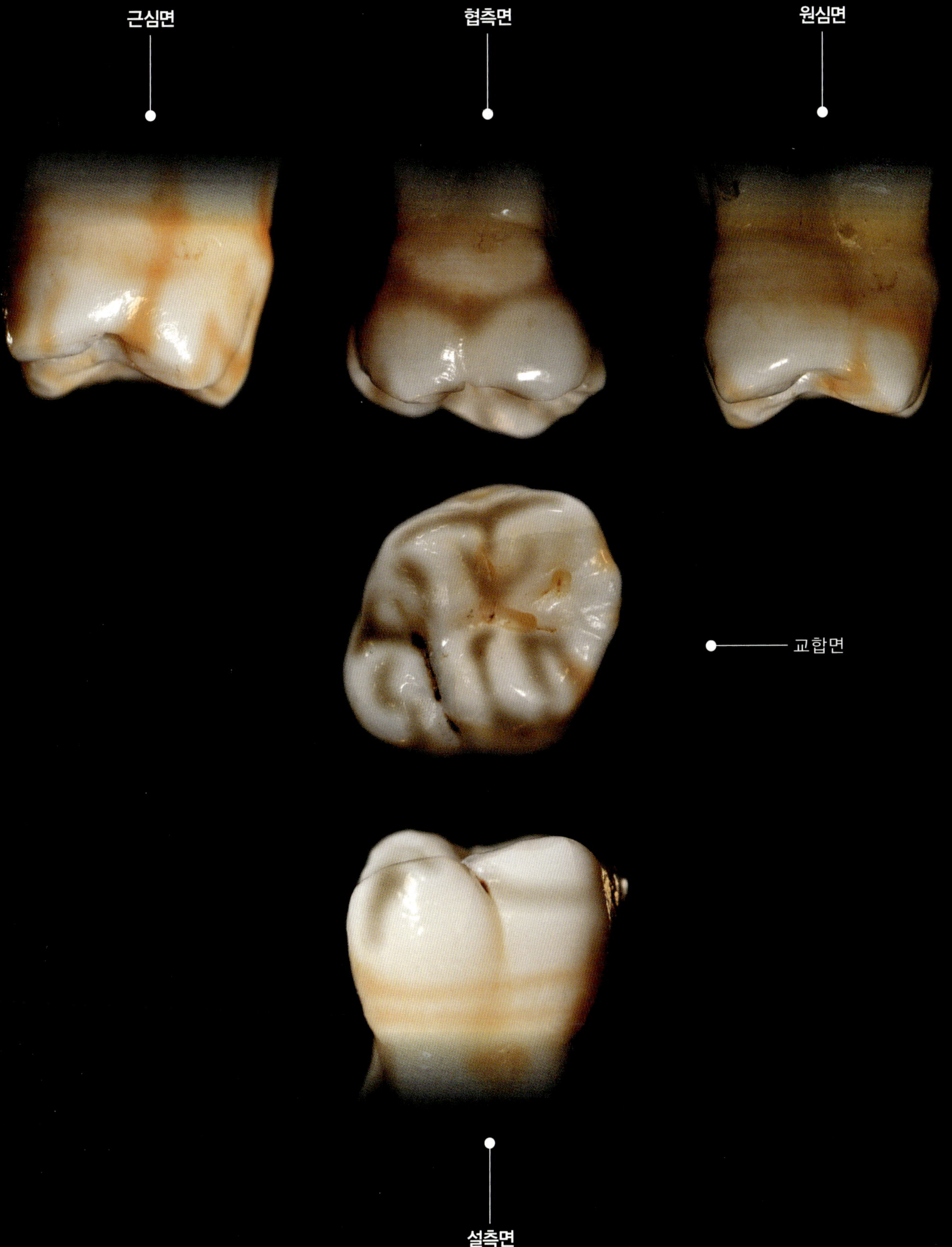

상악 제1대구치

근심면

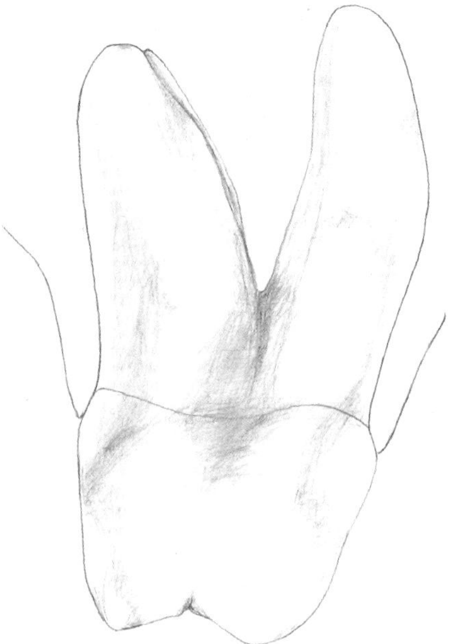

협측면

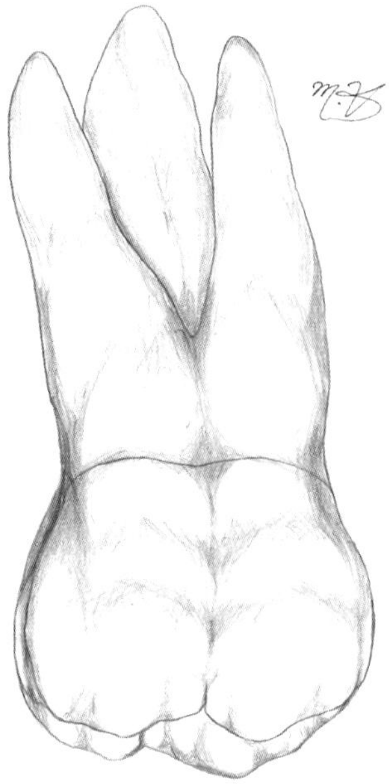

원심면

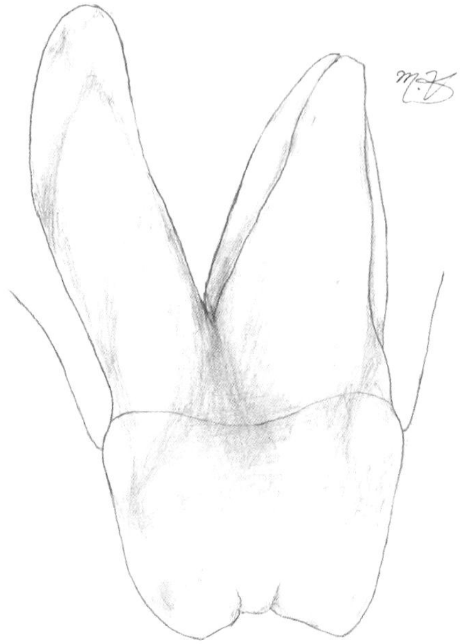

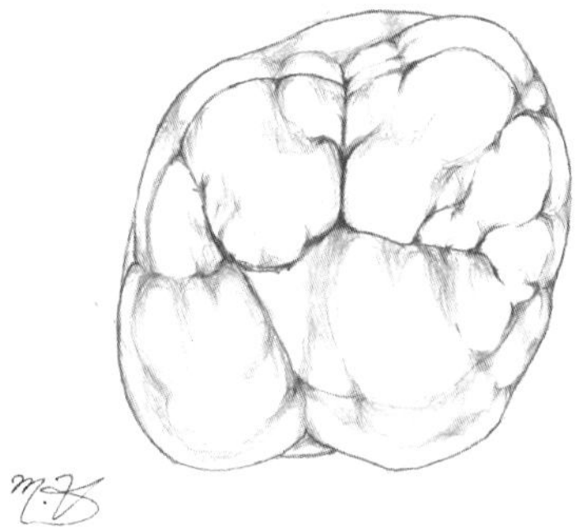

교합면

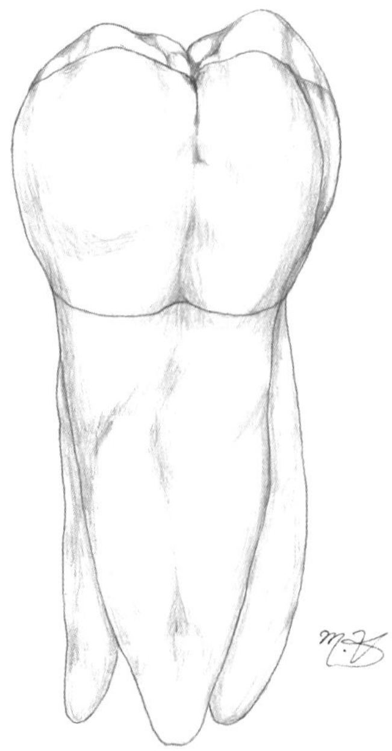

설측면

상악 제1대구치 (기준점을 표시한 것)

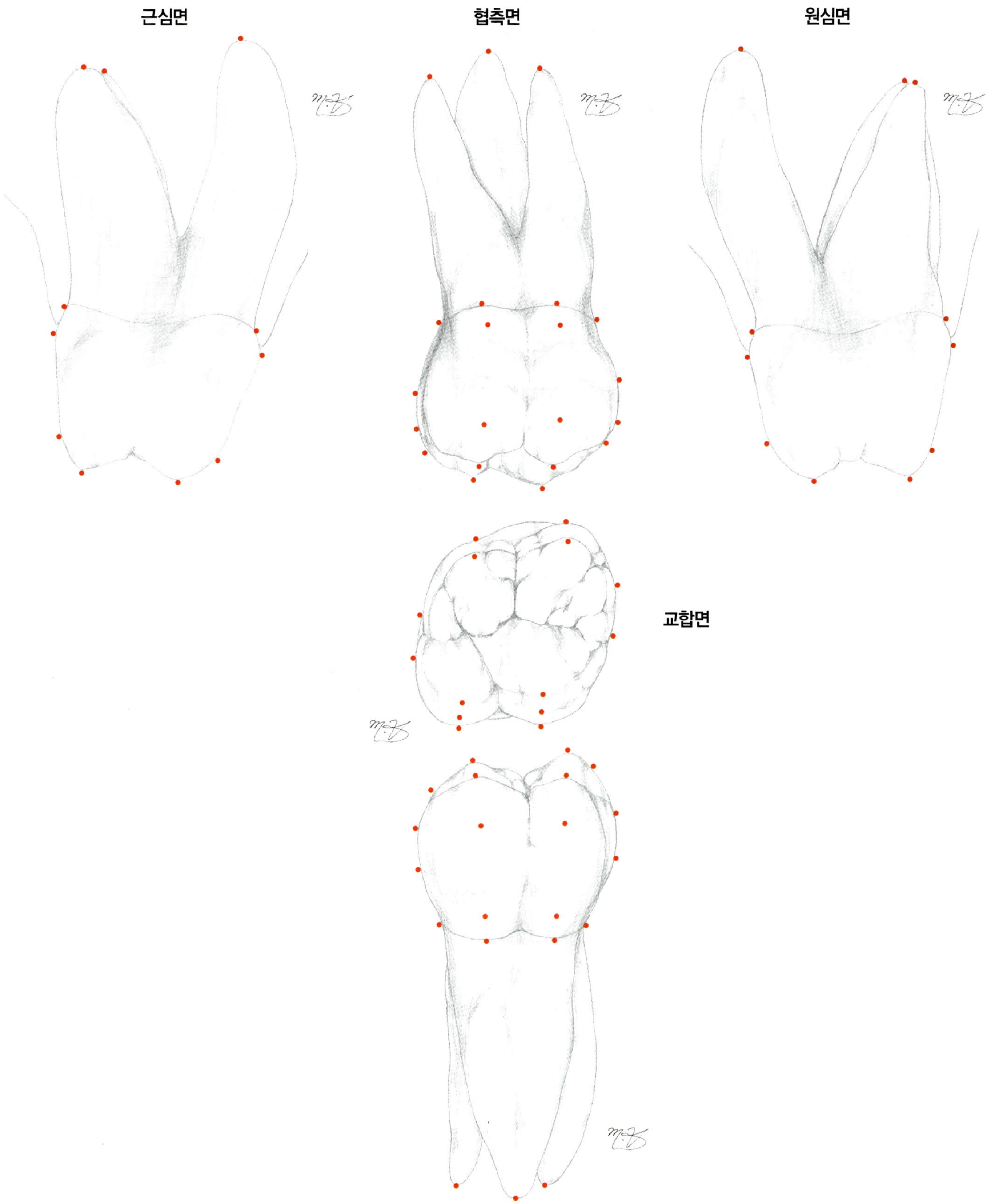

상악 제1대구치 (기준점과 three plane을 표시한 것)

근심면

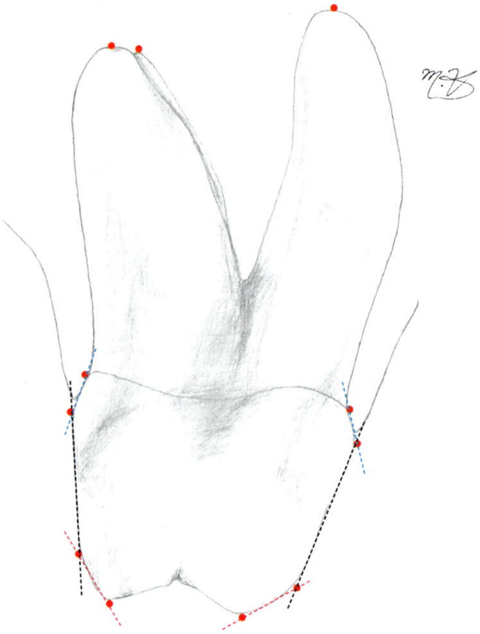

협측면

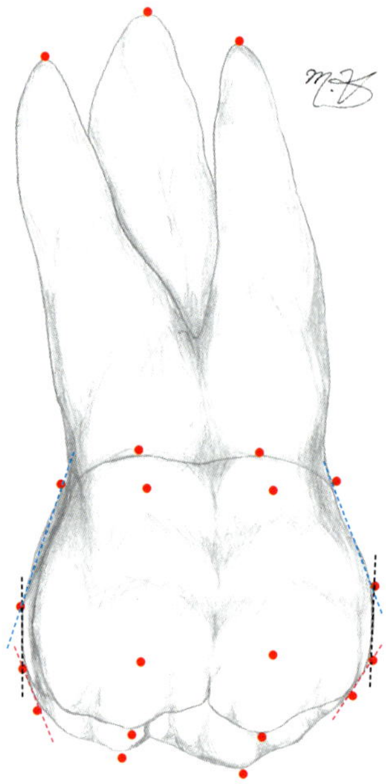

원심면

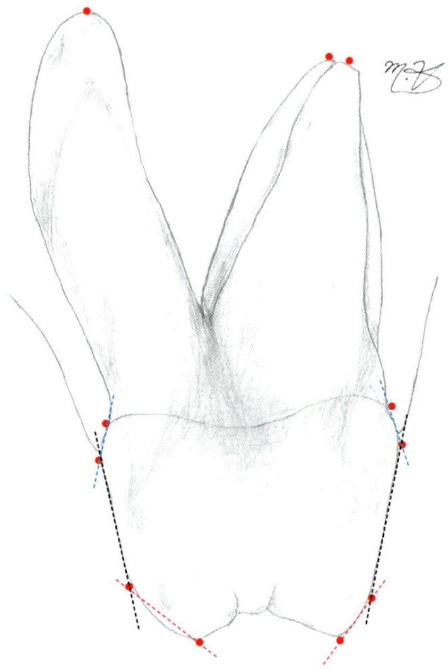

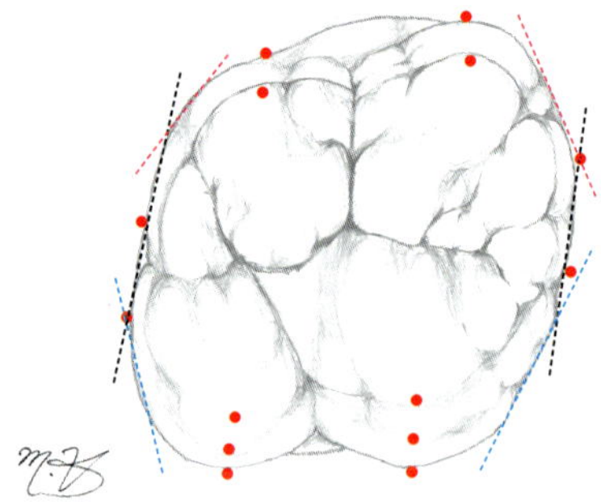

교합면

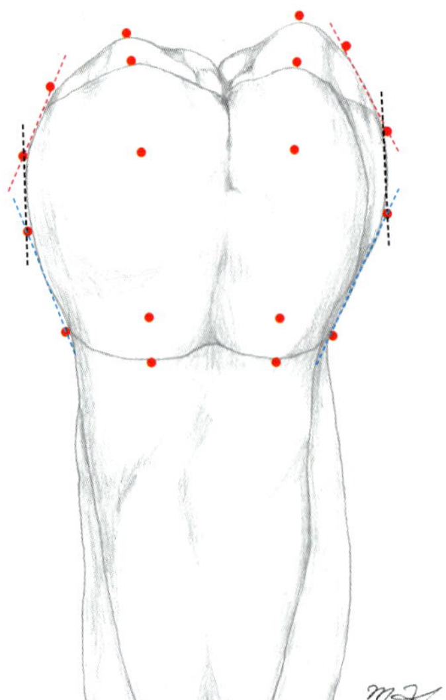

설측면

상악 제1대구치 (치관에서 치근으로 향하는 concave를 선으로 표시한 것)

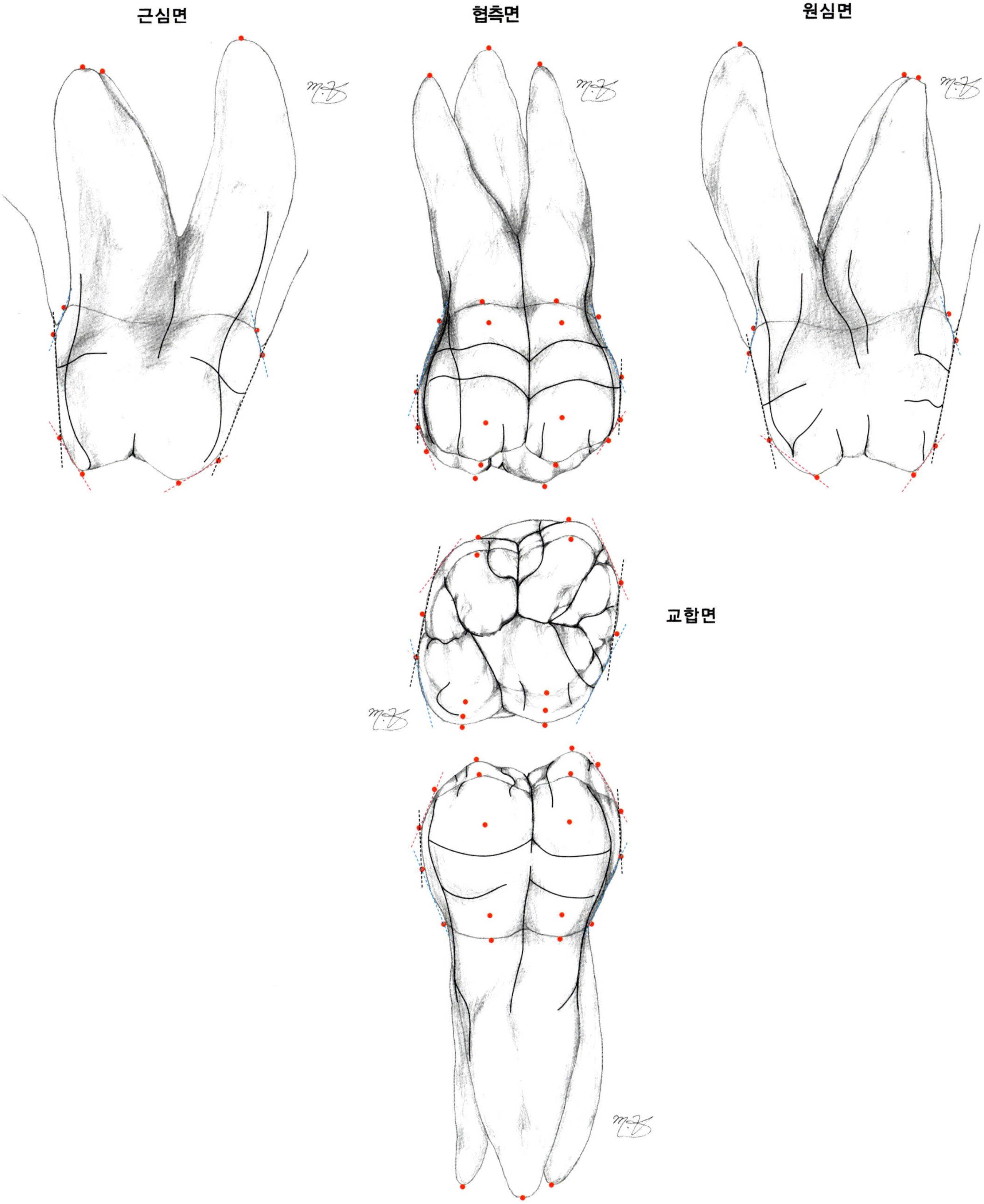

하악 중절치

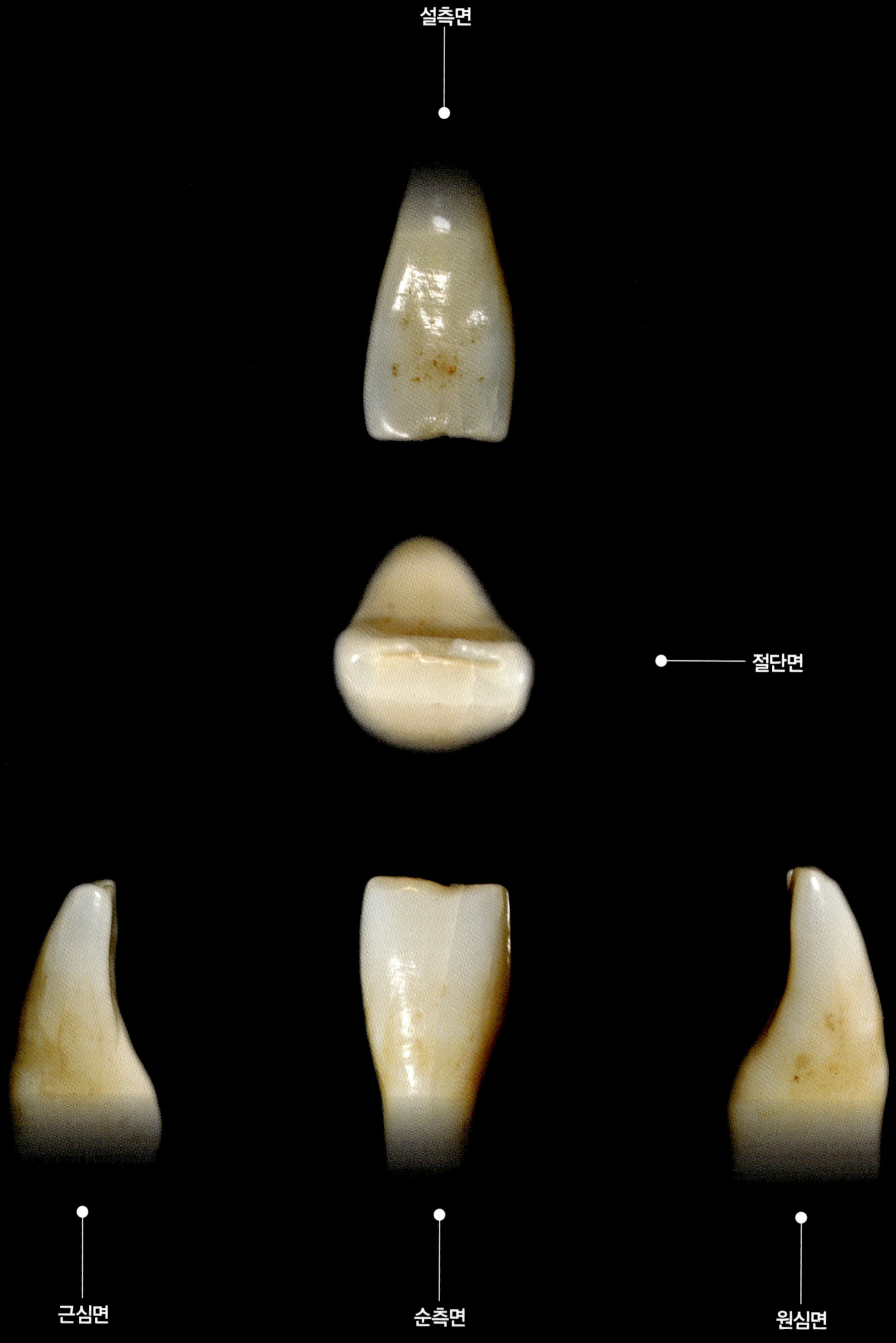

하악 중절치 (concave 및 transitional line angle을 표시한 것)

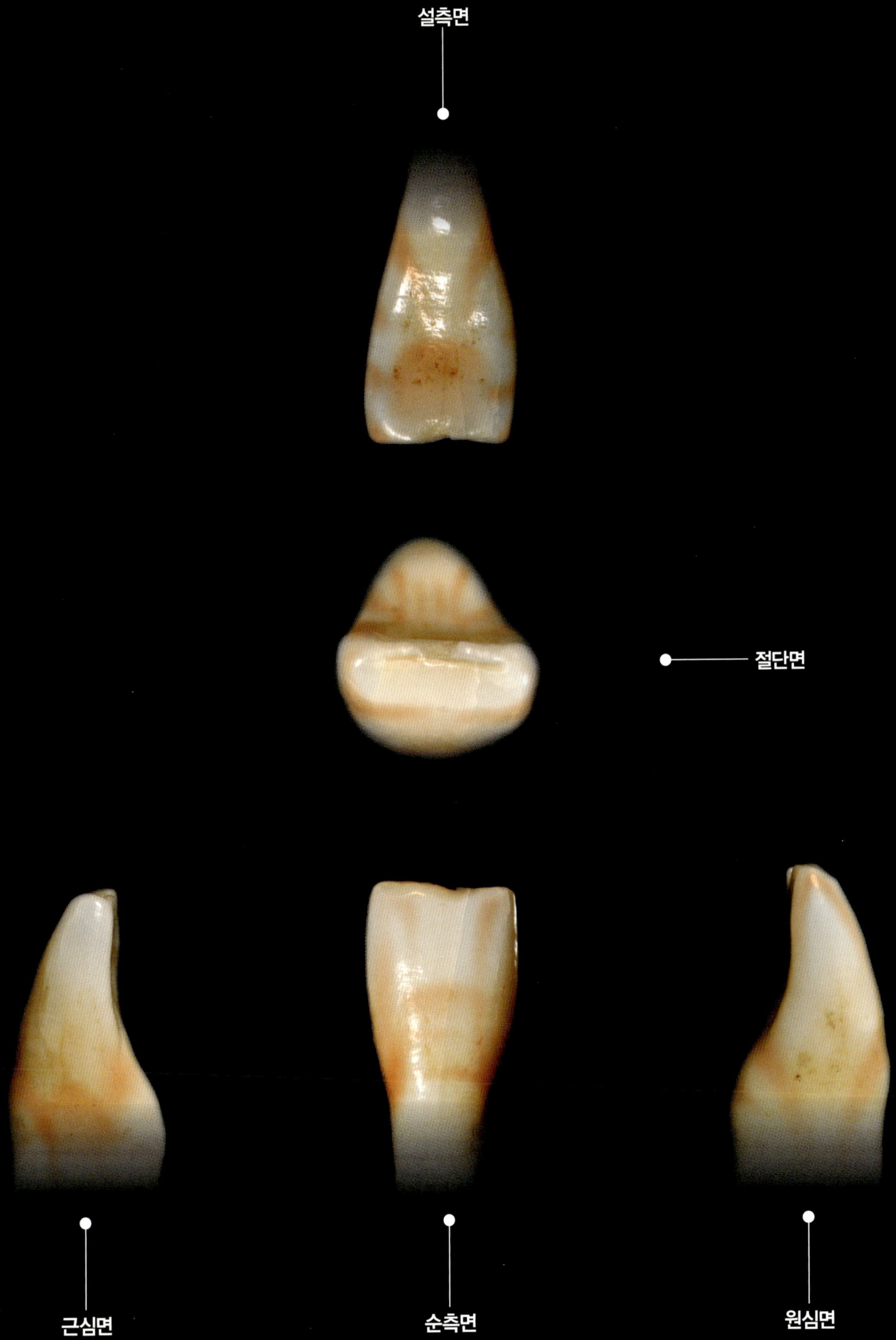

하악 중절치

설측면

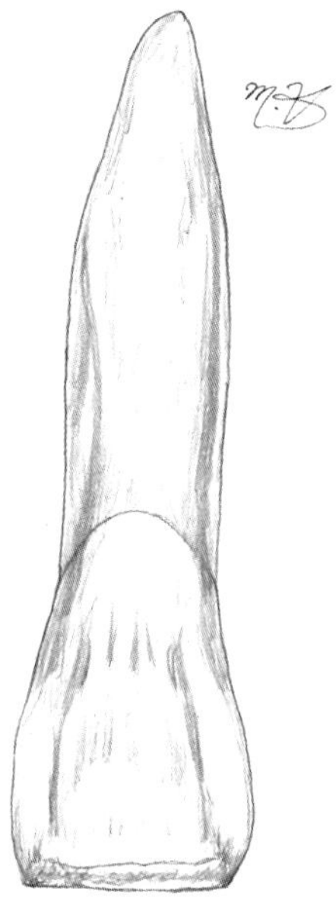

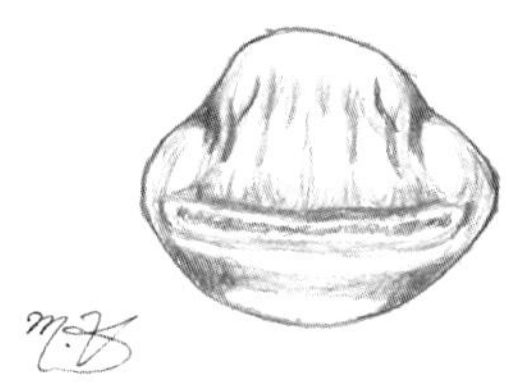

절단면

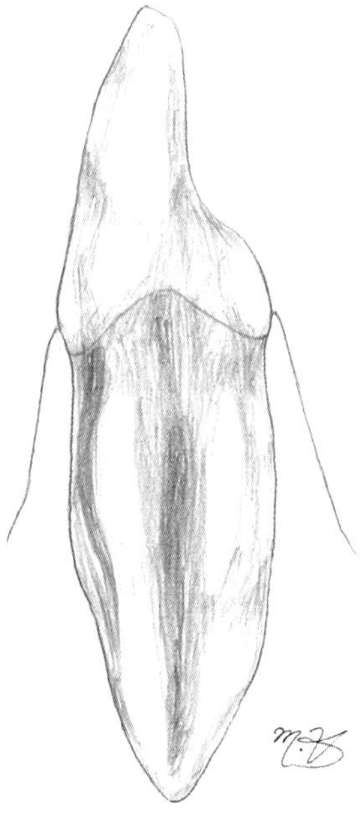

근심면

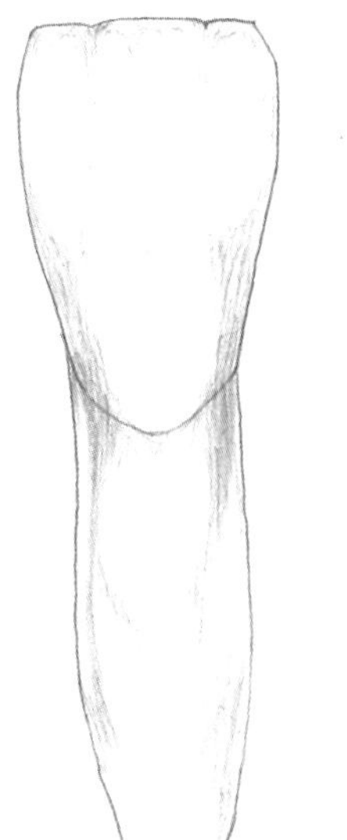

순측면

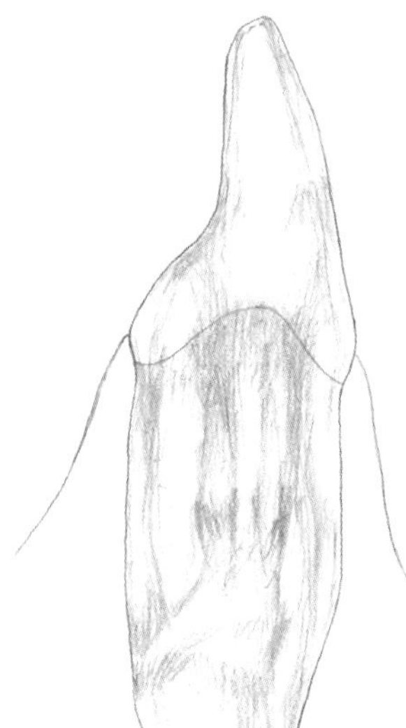

원심면

하악 중절치 (기준점을 표시한 것)

설측면

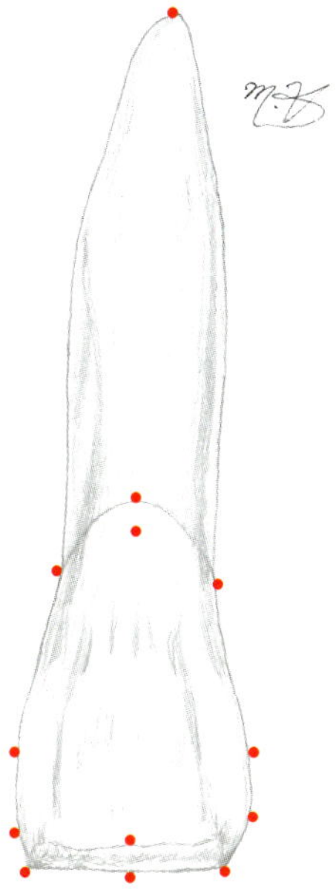

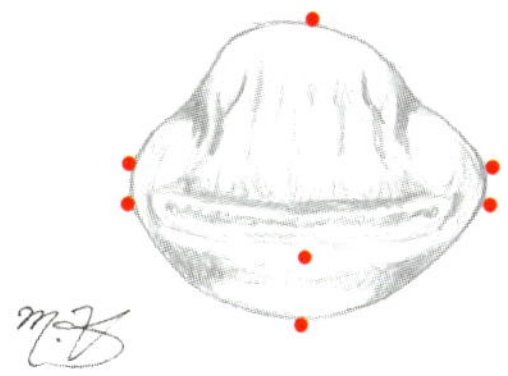

절단면

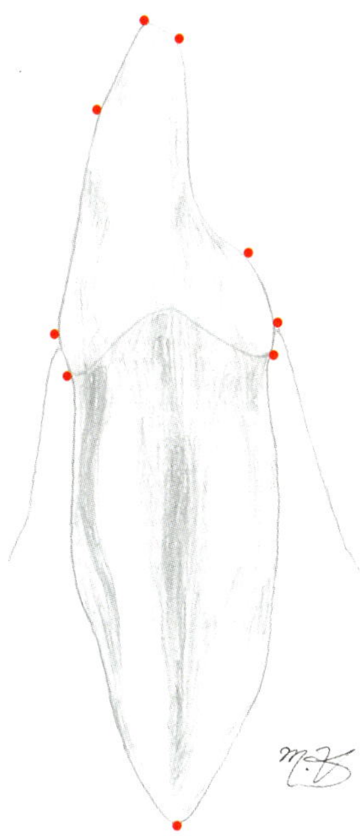

근심면

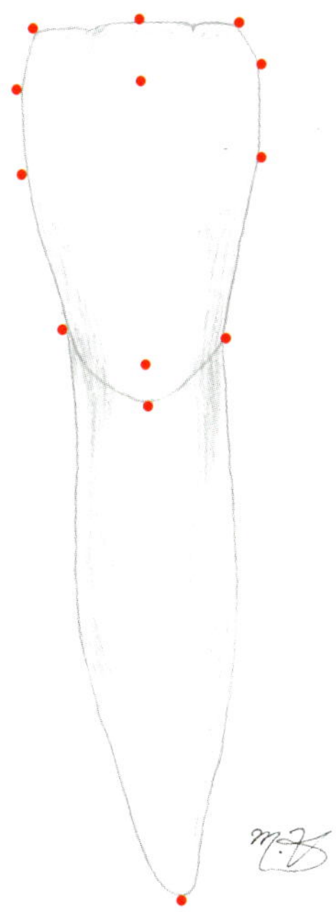

순측면

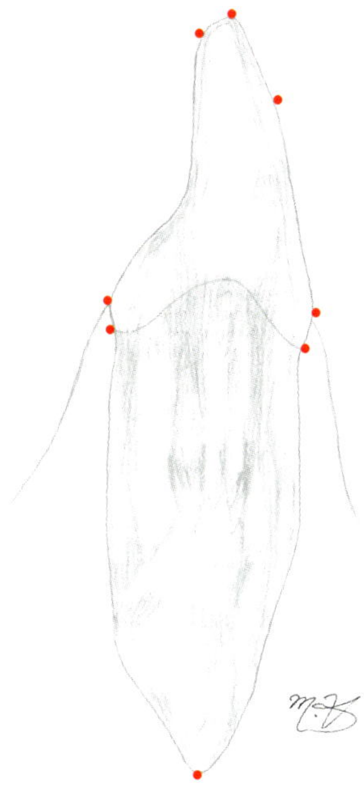

원심면

하악 중절치 (기준점과 three plane을 표시한 것)

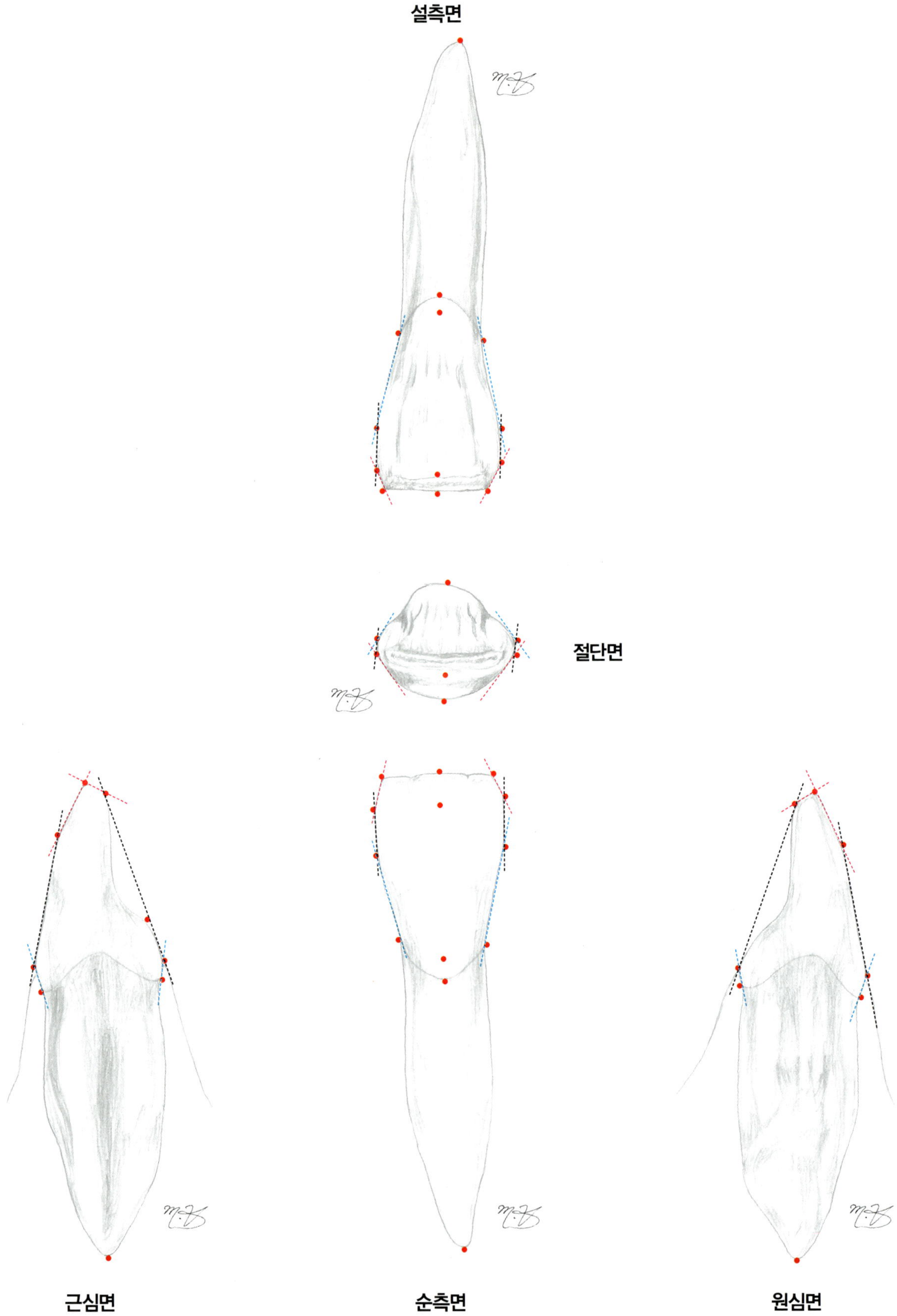

하악 중절치 (치관에서 치근으로 향하는 concave를 선으로 표시한 것)

설측면

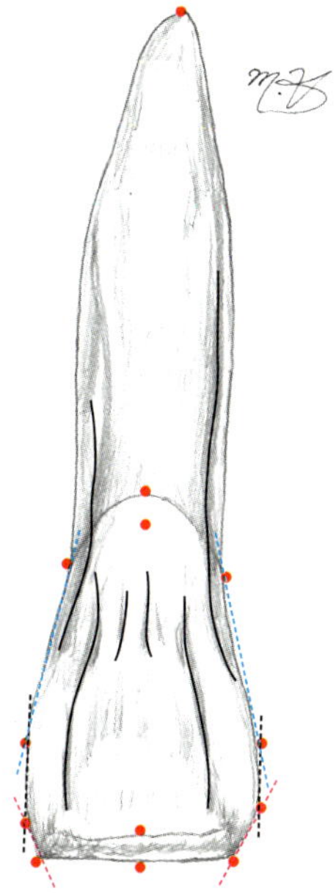

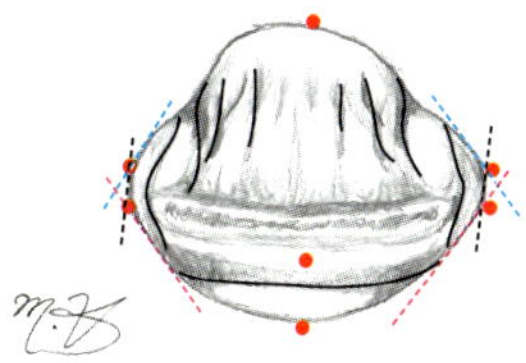

절단면

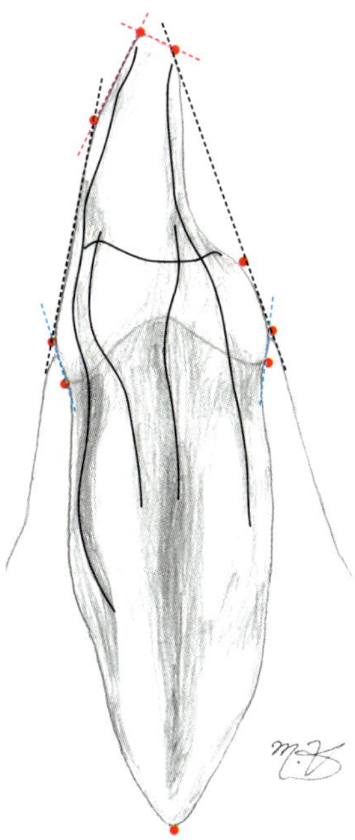

근심면

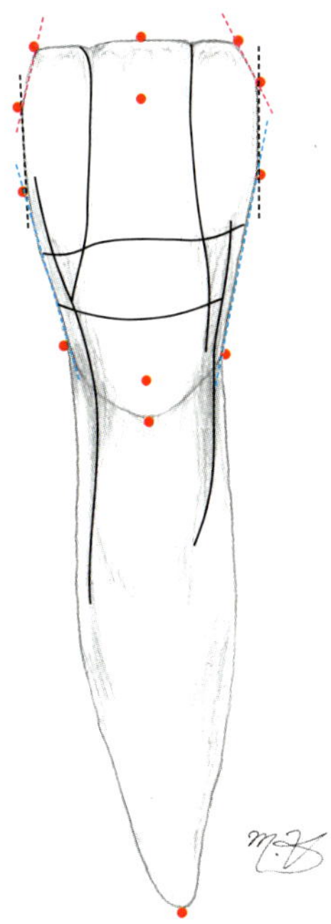

순측면

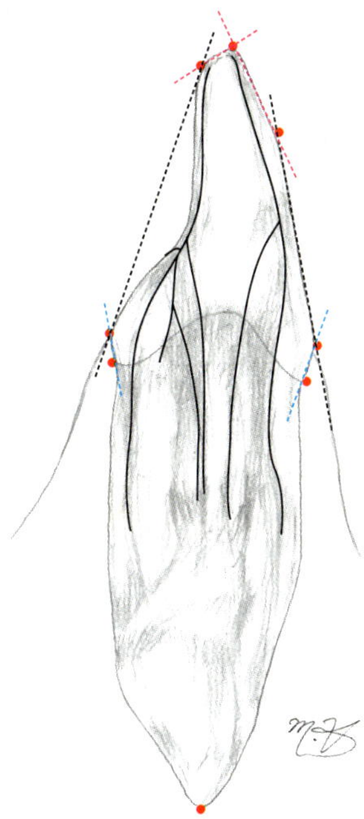

원심면

하악 제1소구치

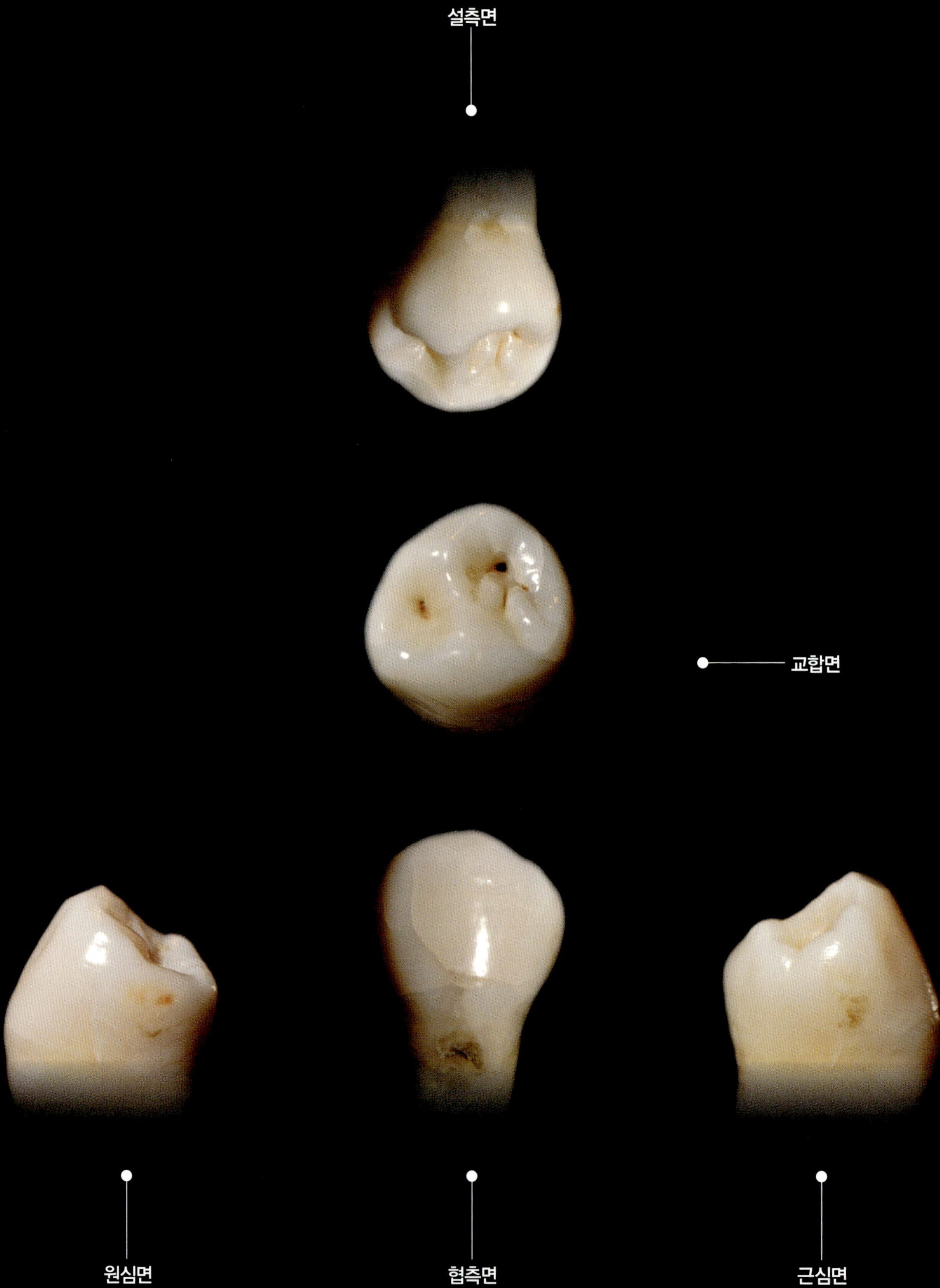

하악 제1소구치 (concave 및 transitional line angle을 표시한 것)

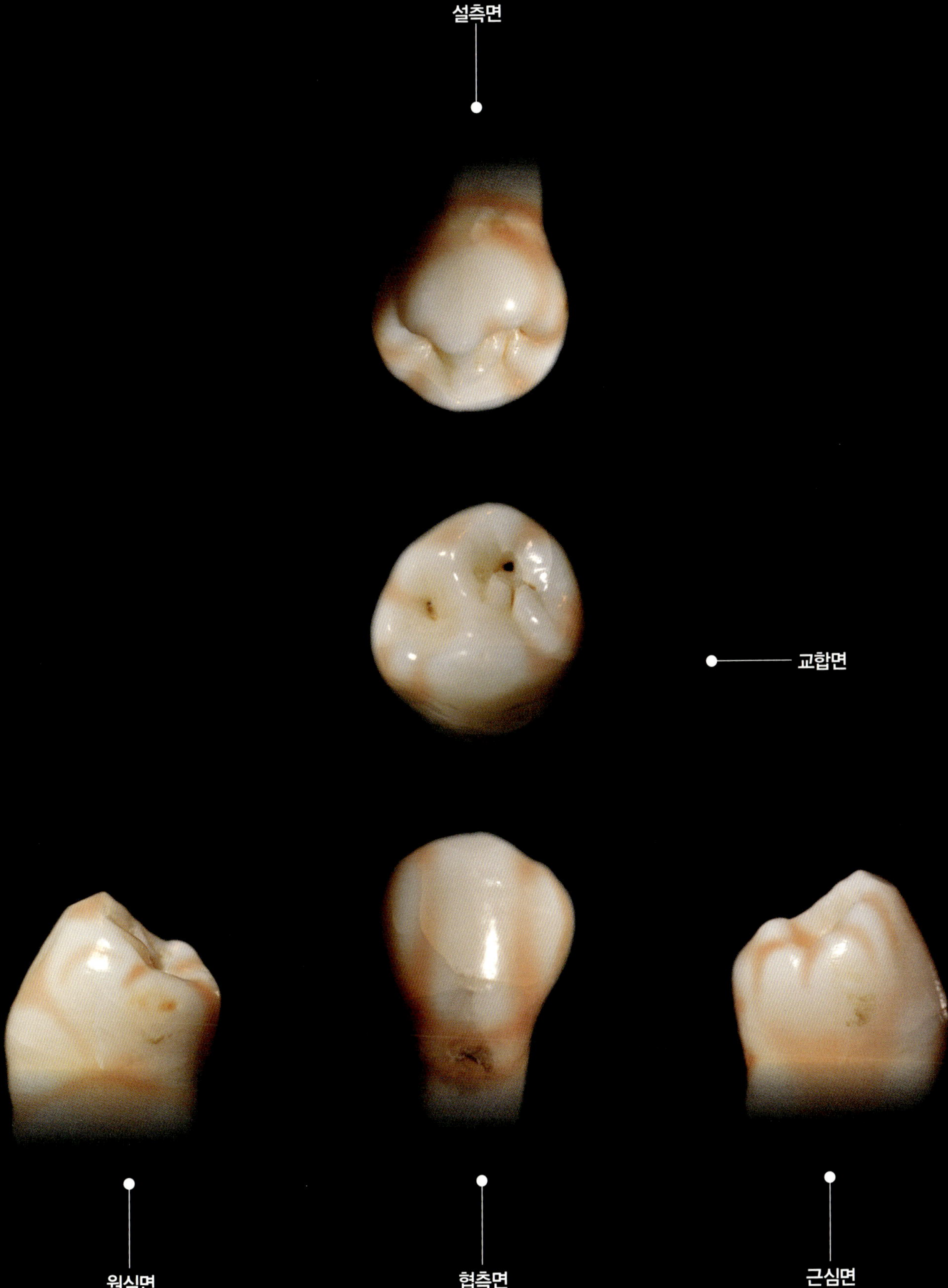

하악 제1소구치

설측면

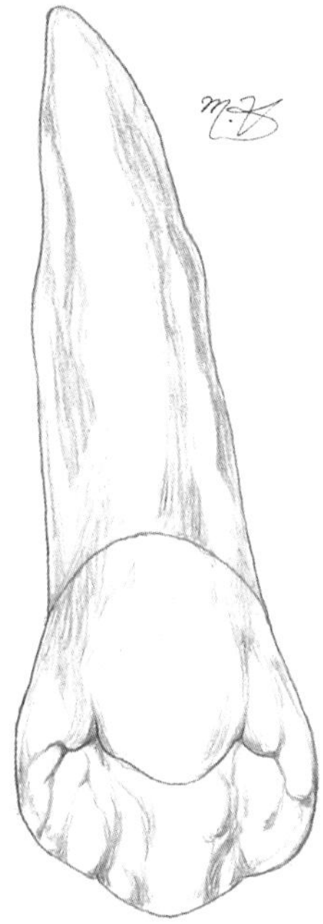

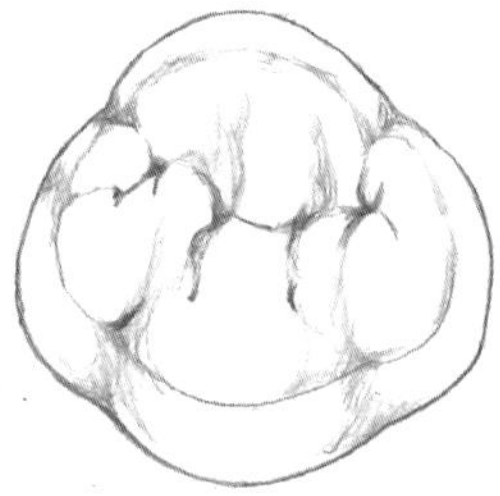

교합면

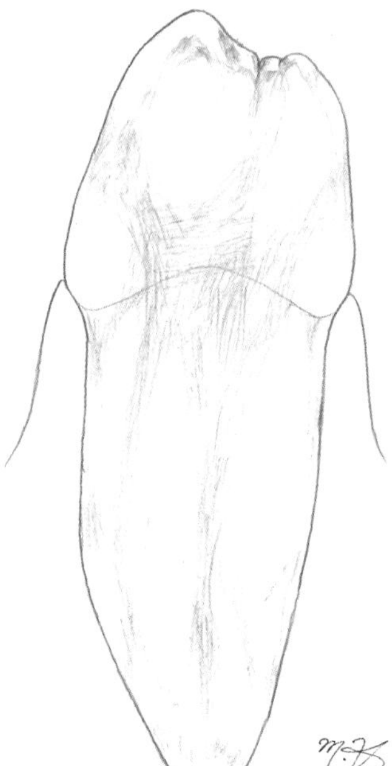

근심면

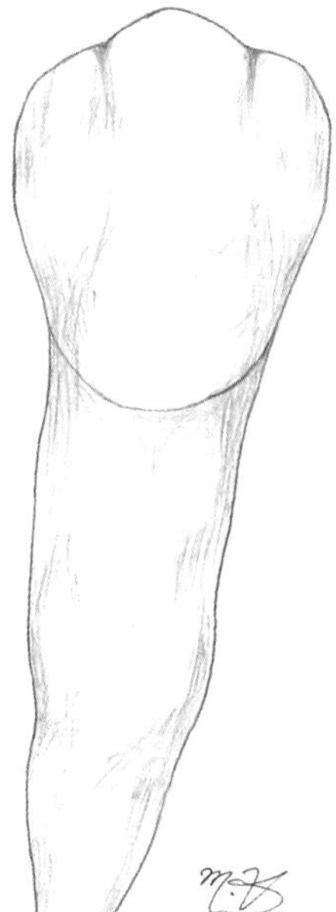

협측면

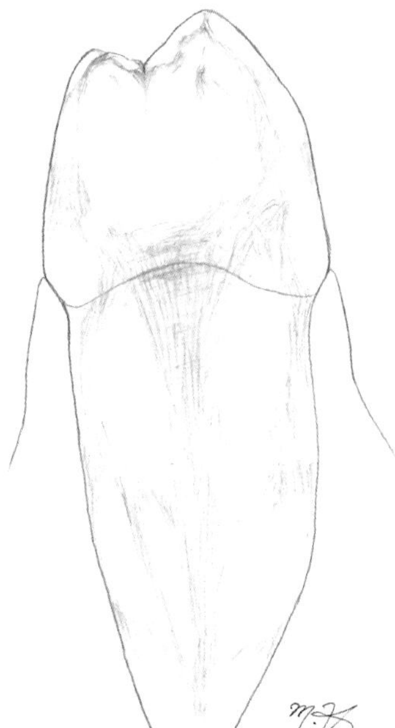

원심면

하악 제1소구치 (기준점을 표시한 것)

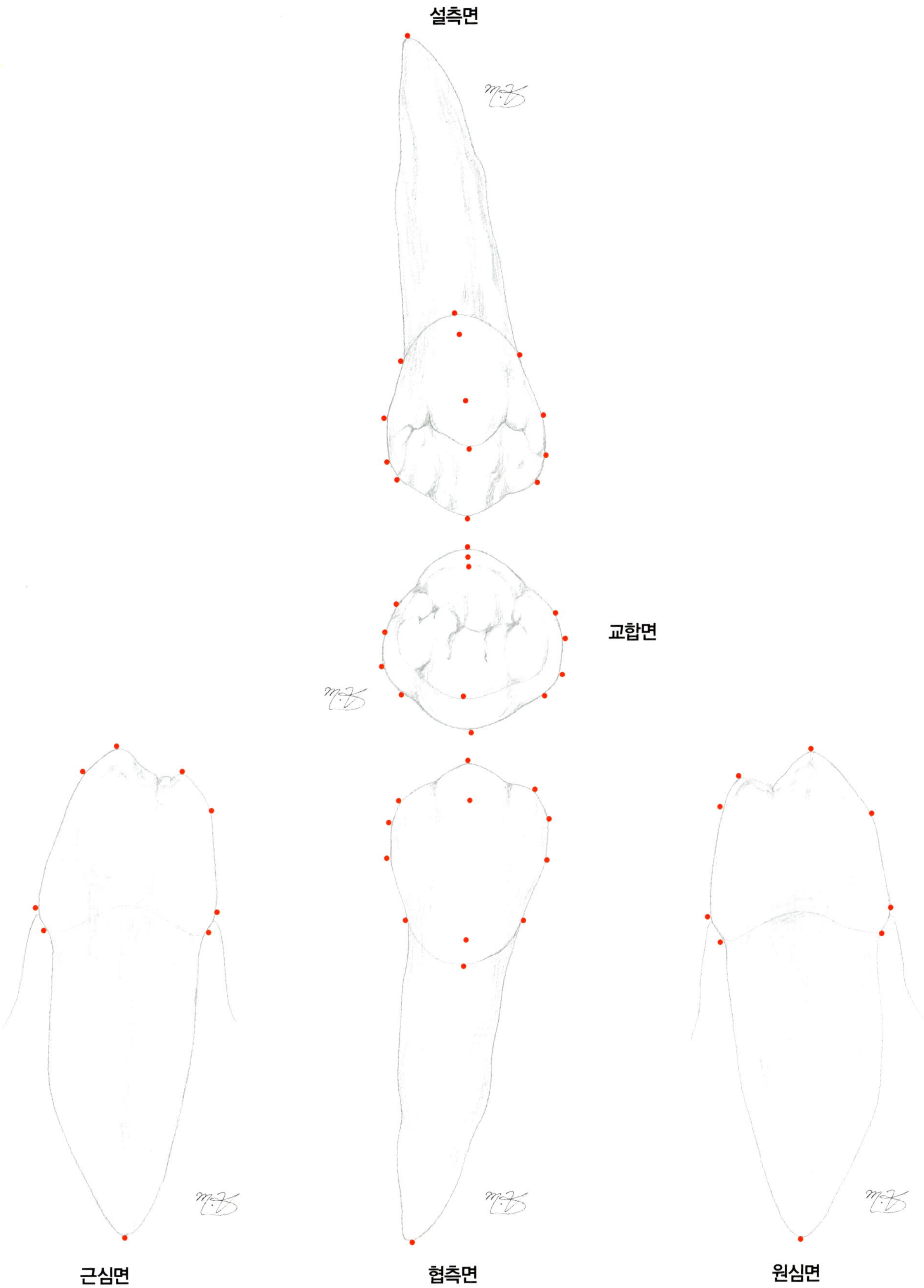

하악 제1소구치 (기준점과 three plane을 표시한 것)

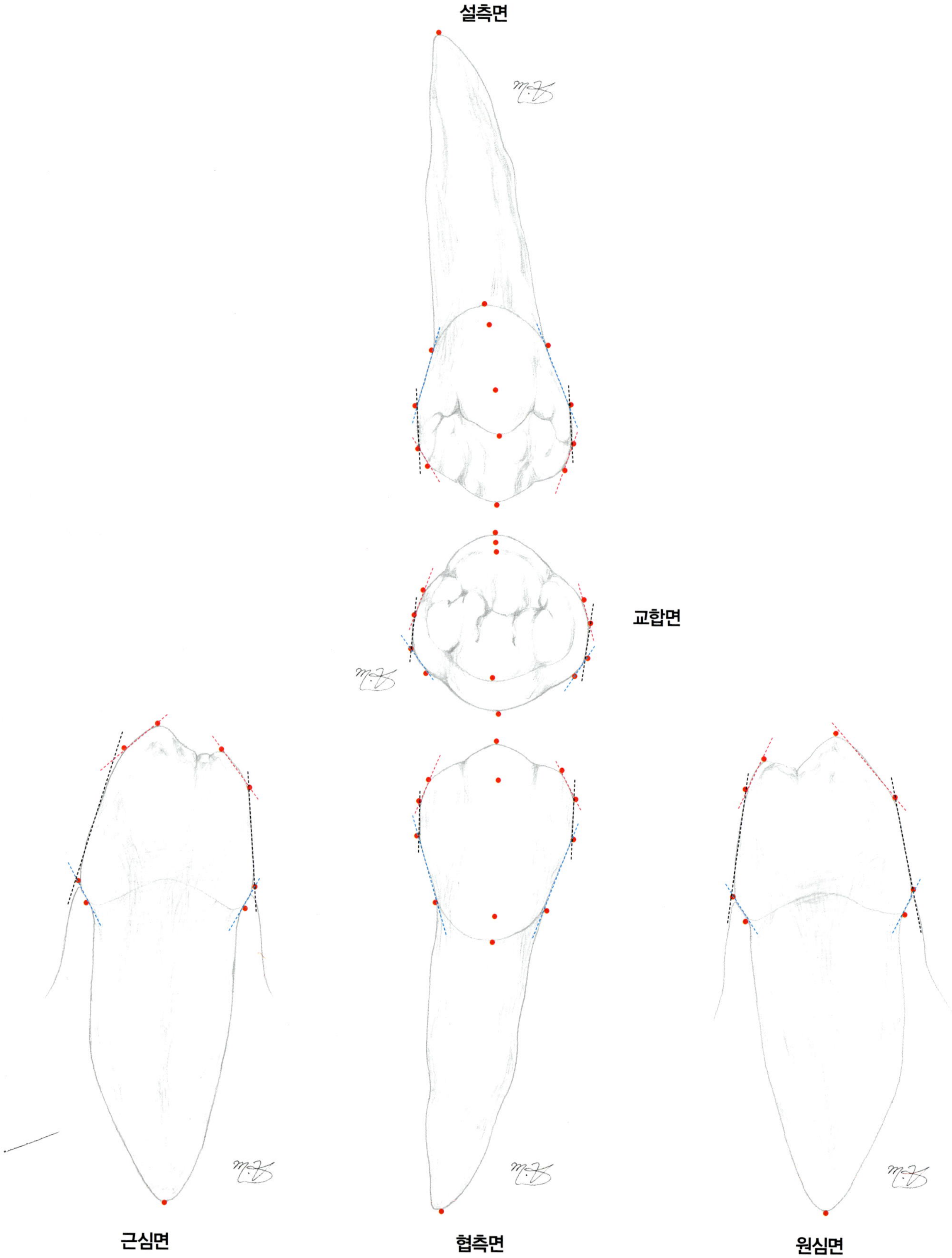

하악 제1소구치 (치관에서 치근으로 향하는 concave를 선으로 표시한 것)

설측면

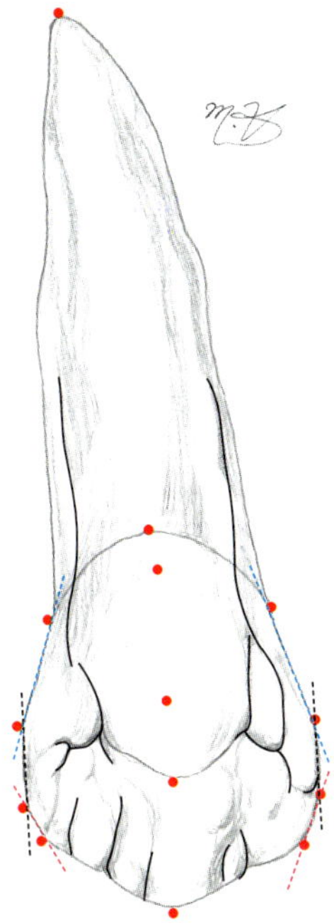

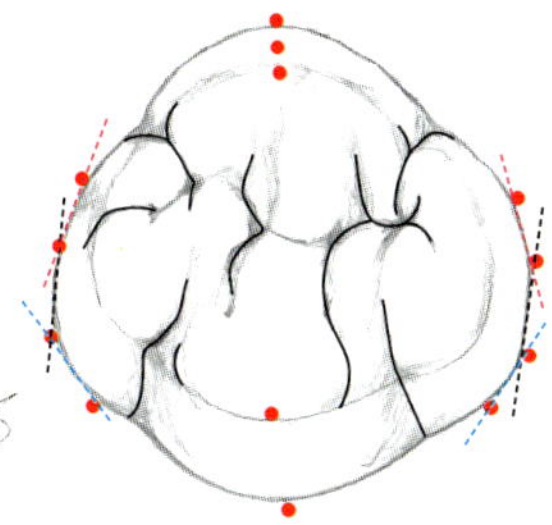

교합면

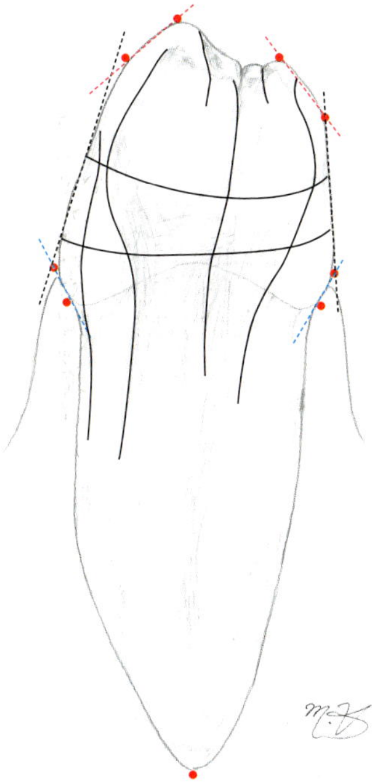

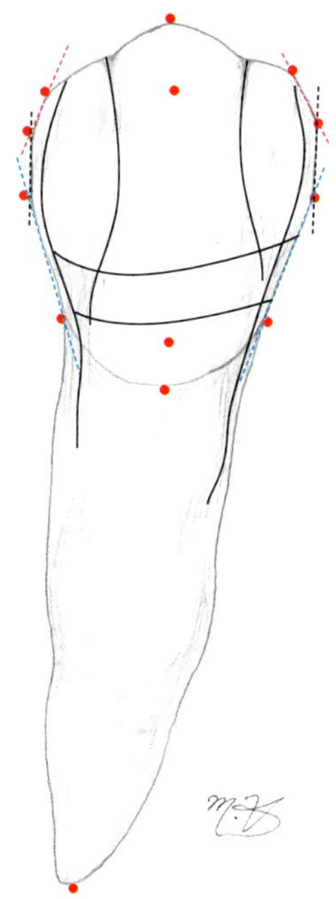

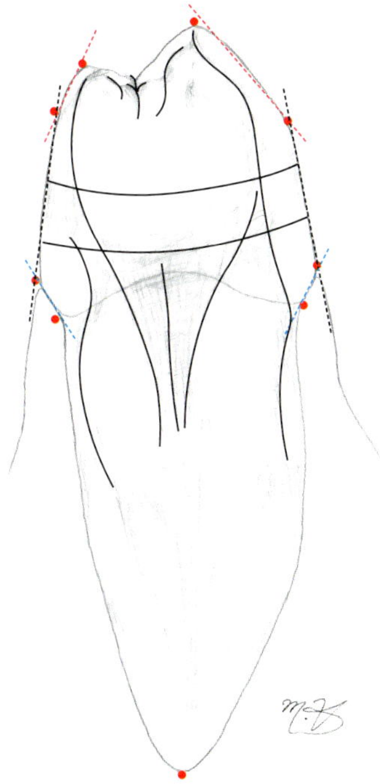

근심면 협측면 원심면

하악 제1대구치

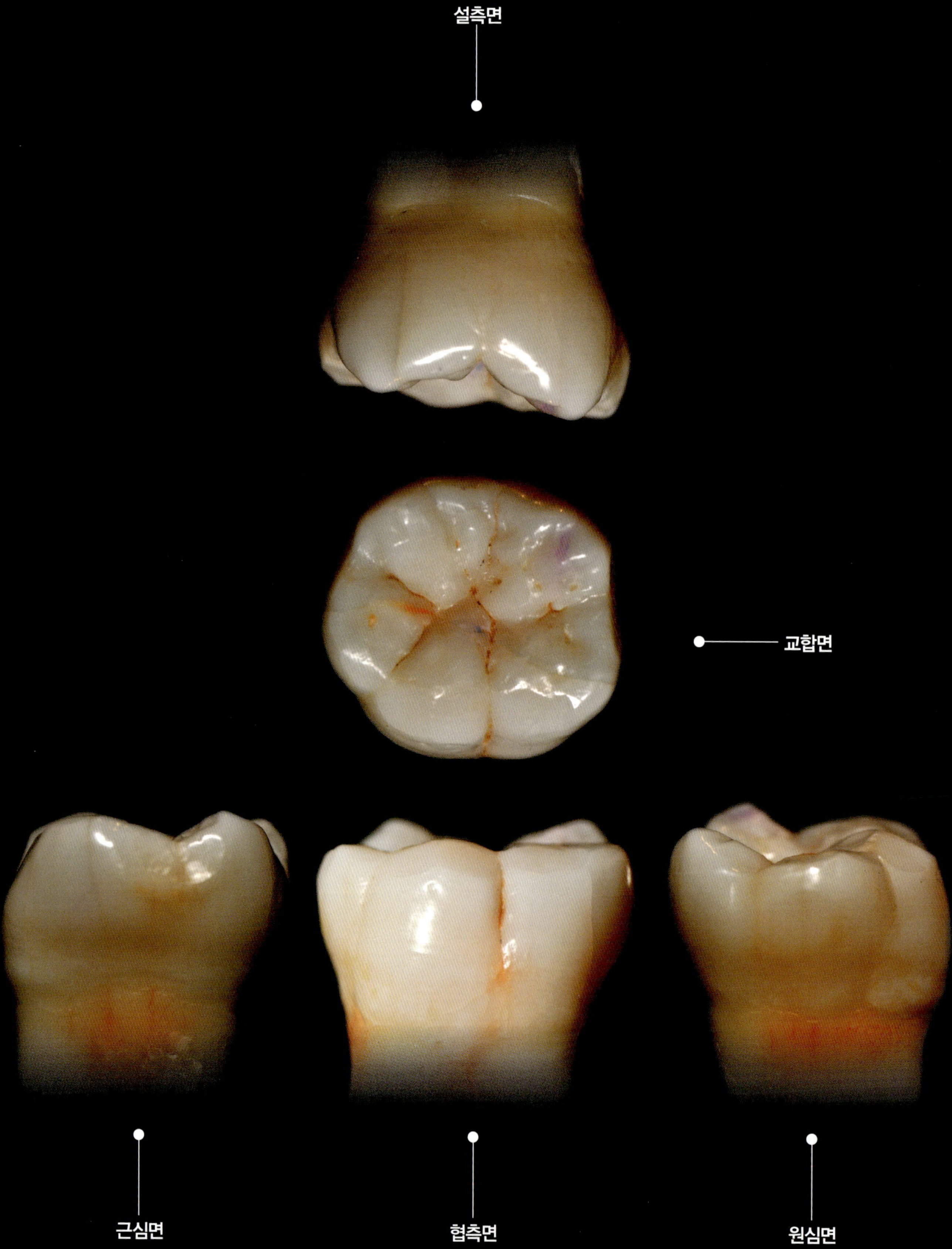

하악 제1대구치 (concave 및 transitional line angle을 표시한 것)

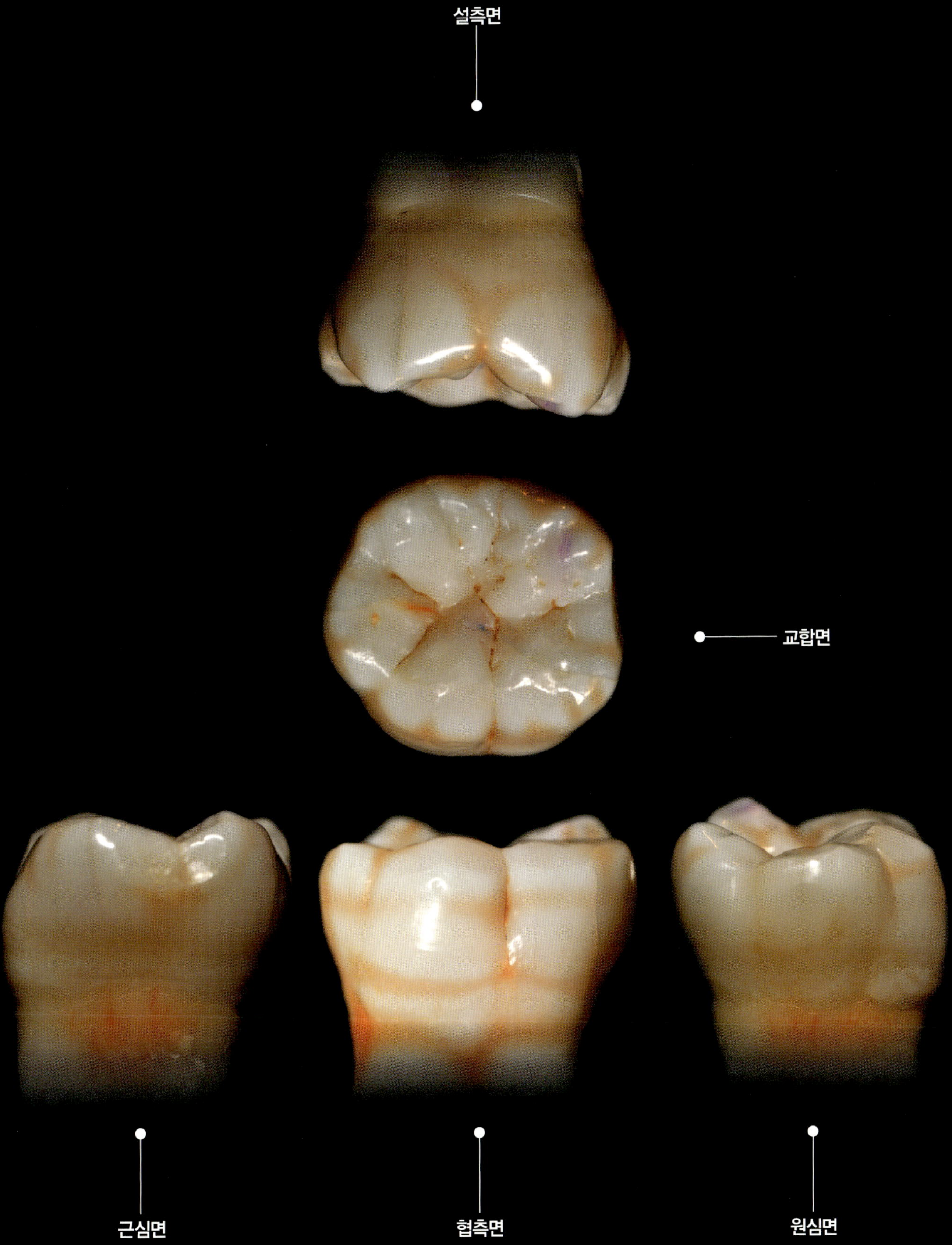

하악 제1대구치

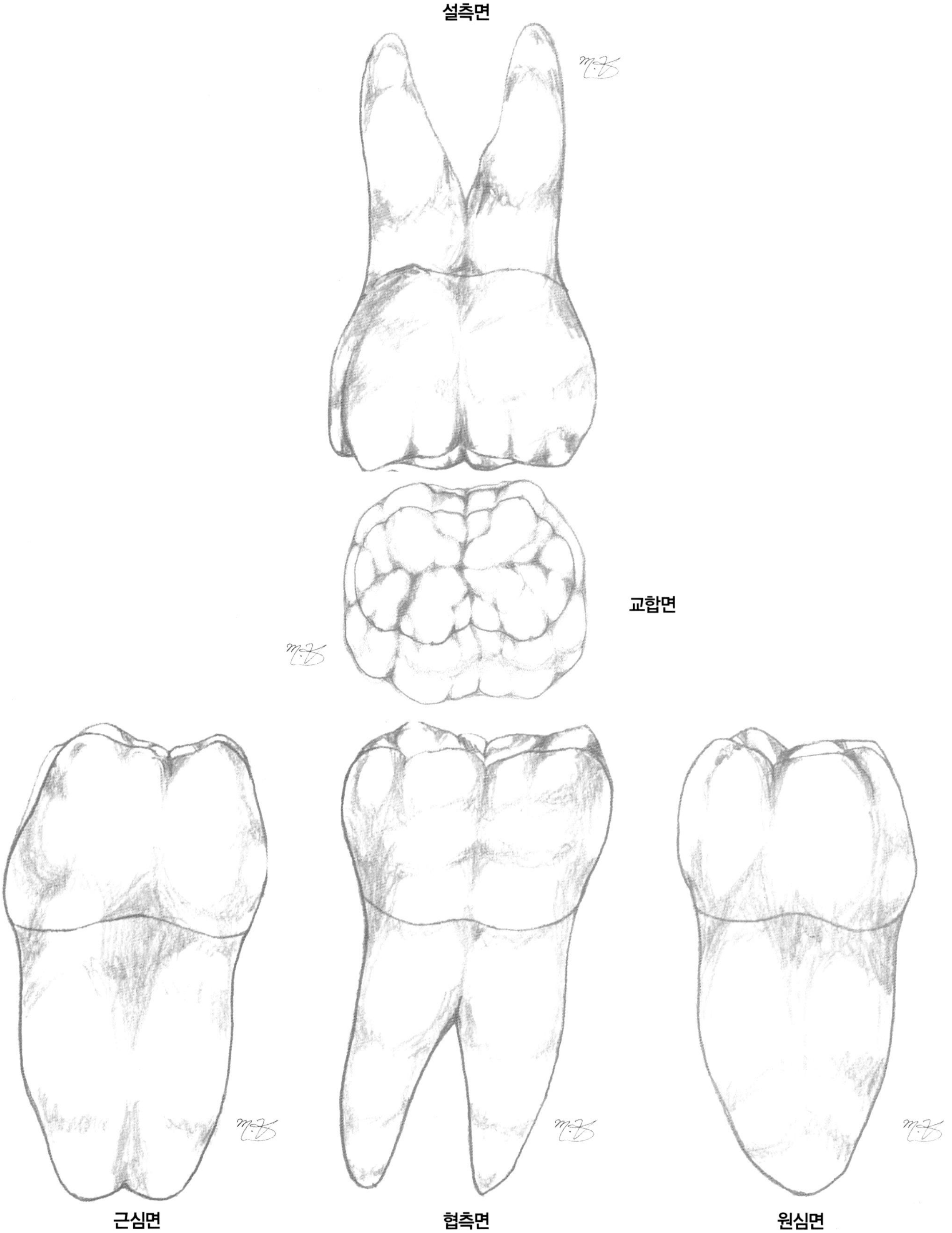

하악 제1대구치 (기준점을 표시한 것)

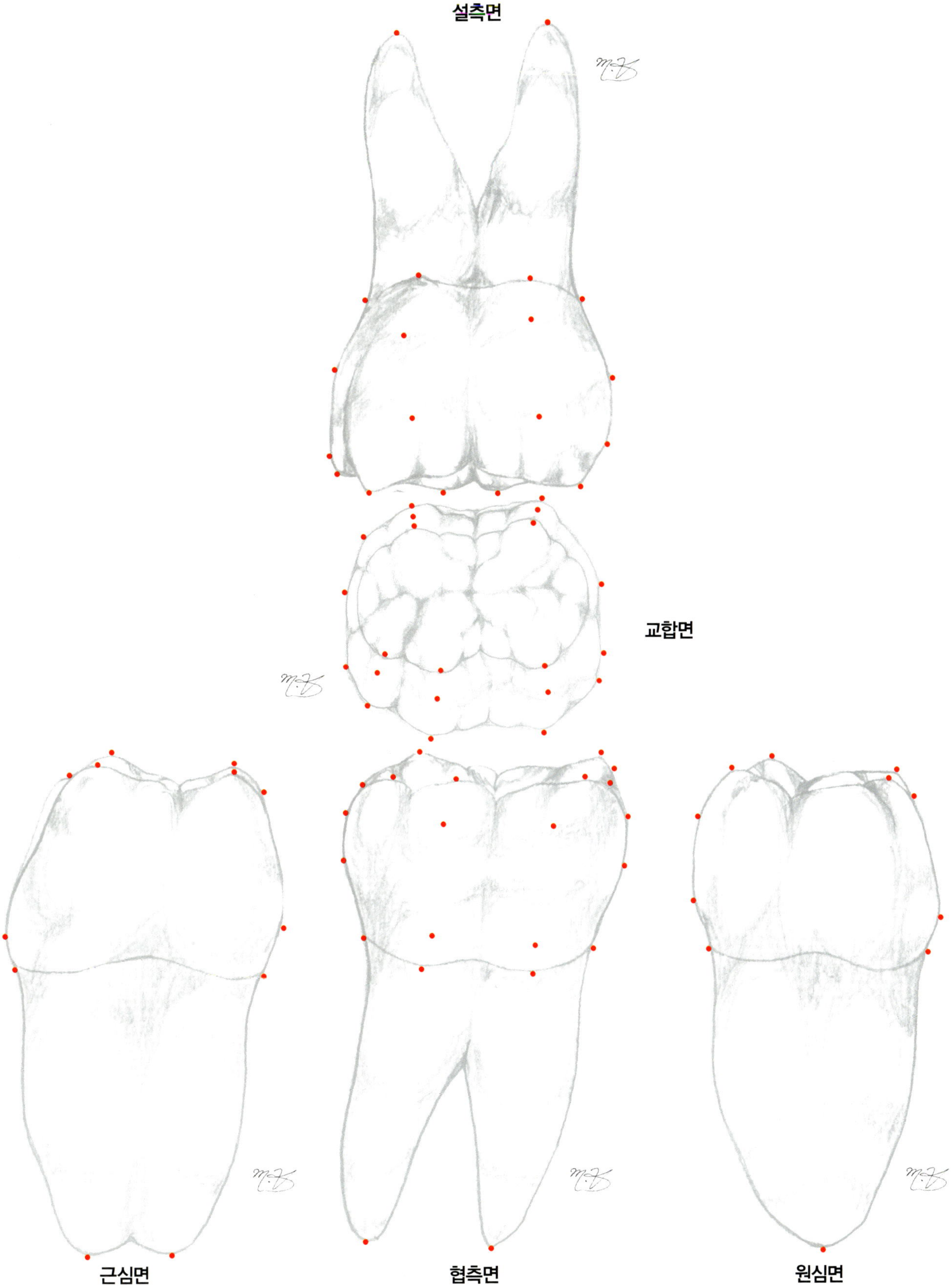

하악 제1대구치 (기준점과 three plane을 표시한 것)

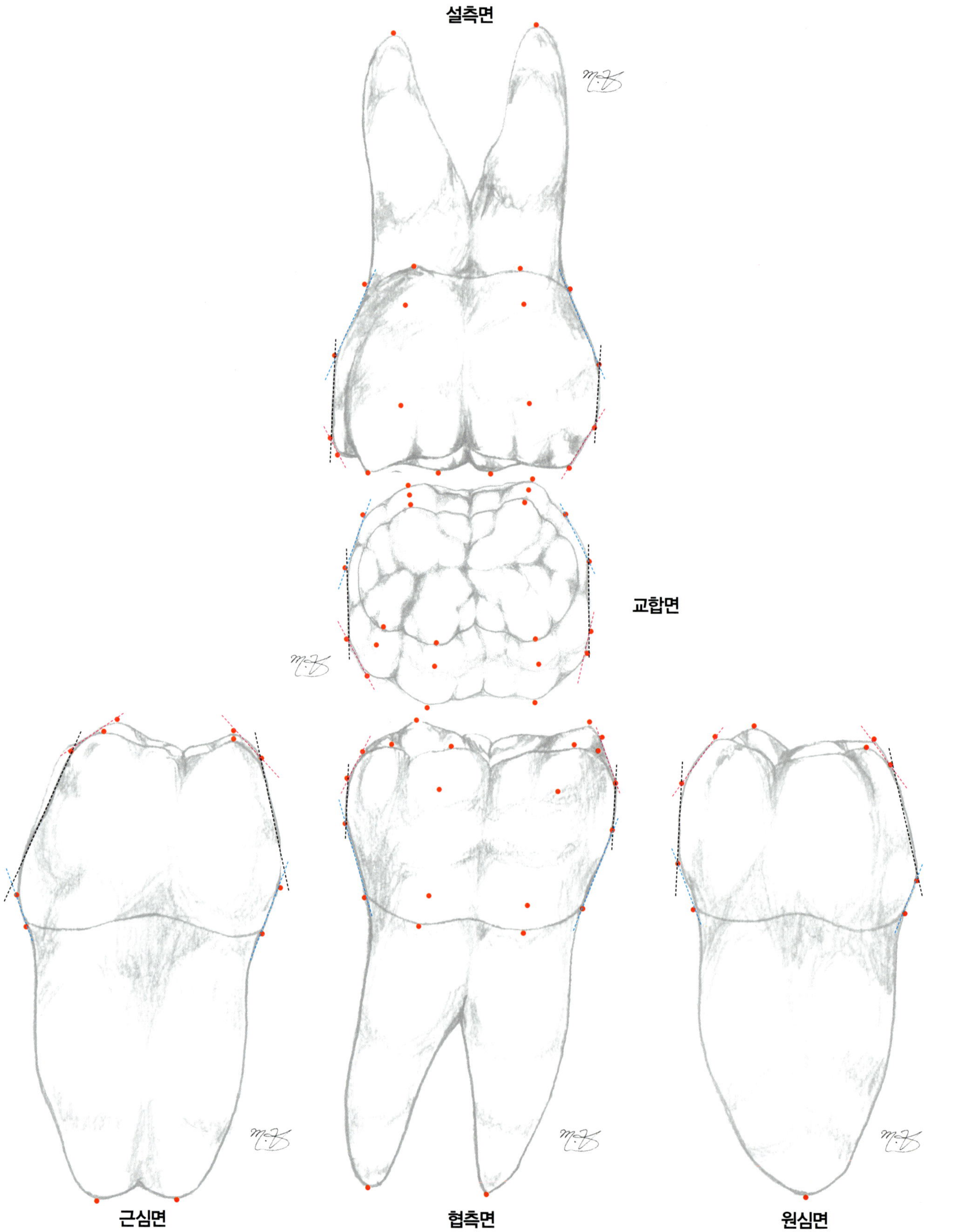

하악 제1대구치 (치관에서 치근으로 향하는 concave를 선으로 표시한 것)

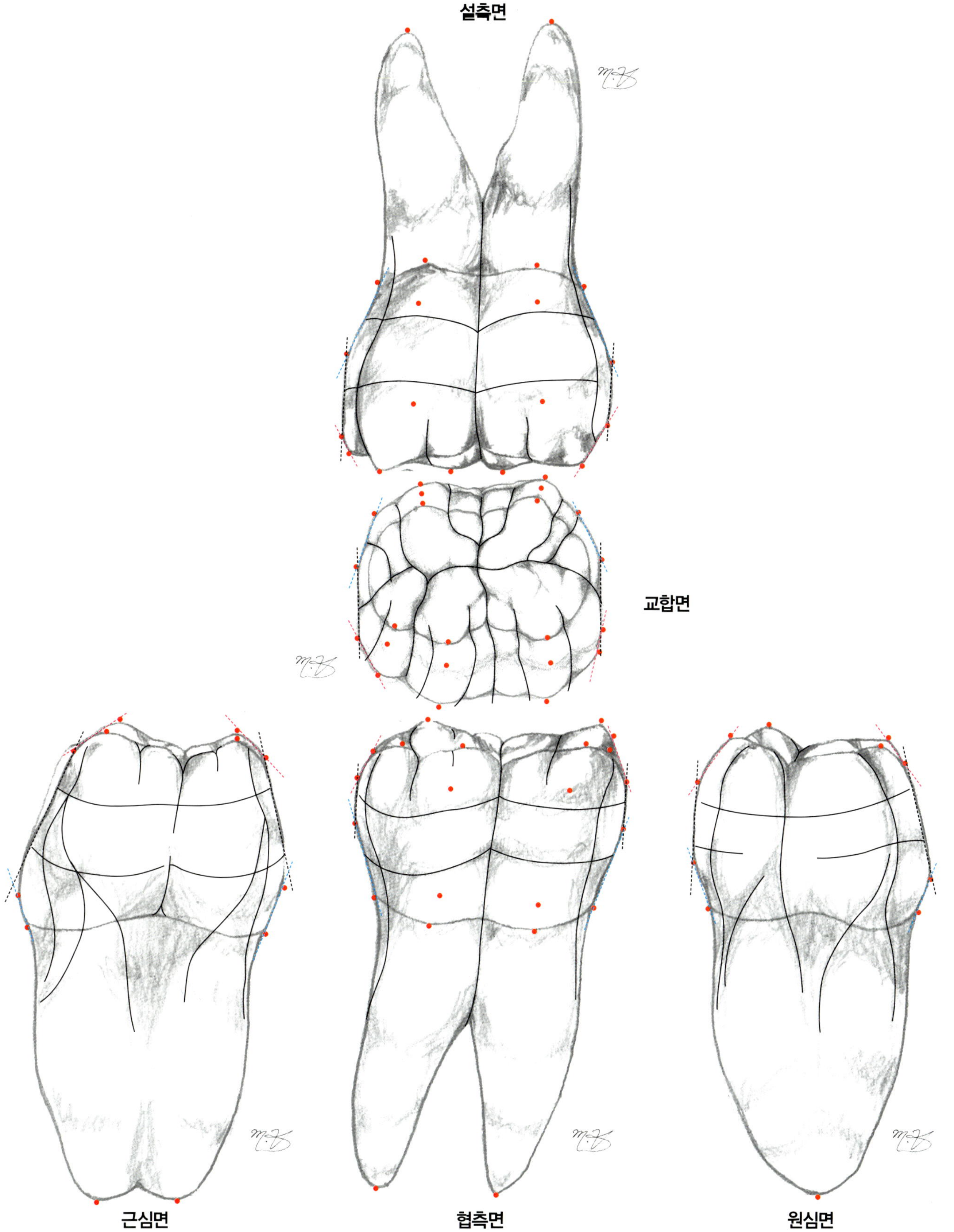

Part 3

Provisional restoration의 제작법

구강 내에서 제작되는 provisional restoration의 임상적인 하나의 방법을 제시한다. 이 provisional을 사용하여 형태를 수정하고 생체의 반응을 보면서 치료 평가를 하고 수복치료를 해 간다.

Provisional crown의 제작

모형으로 구강 내를 본떠 제작하는 한 가지 방법에 대해 서술한다.

금속의 회전 트레이를 사용하여 putty 타입의 실리콘 인상재로 인상(imprint)을 채득한다.

만약 철거할 crown이 장착되어 있을 때는 철거 전에 over impression을 취한다. 치관부가 붕괴되고 있는 것 같으면 그 상태에서 인상을 채득하여 경화 후 putty의 안쪽 면을 깎아서 사용한다. 진단용 wax-up으로 얻어진 형태를 사용할 때는 진단용 wax-up 모형 위에서 인상을 채득한다.

Putty의 전방부에 탈착할 때의 지표로서 표시를 해둔다. 표시는 여러 개를 해두면 정위치로 돌아오기 쉬워진다. Putty는 충분한 두께를 확보하여 내면을 크게 잘라 내어도 트레이가 노출되지 않도록 충분한 여유를 갖게 한다.

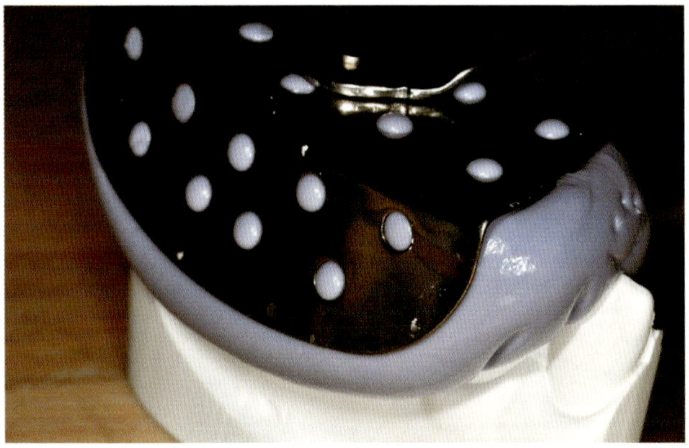

Putty의 내면을 relief 할 때는 마진부에서 약 1mm 바깥쪽으로 크게 relief 한다. 이러한 것에 의해 마진부의 레진의 두께를 충분히 확보하여 형태 부여의 자유도를 증가시키고 또한 레진의 변형을 적게 할 수 있다.

인접치의 치간부나 치은의 undercut 등은 미리 relief 해 두고 putty의 시적 시에 무리 없이 들어가는 것을 확인한다.

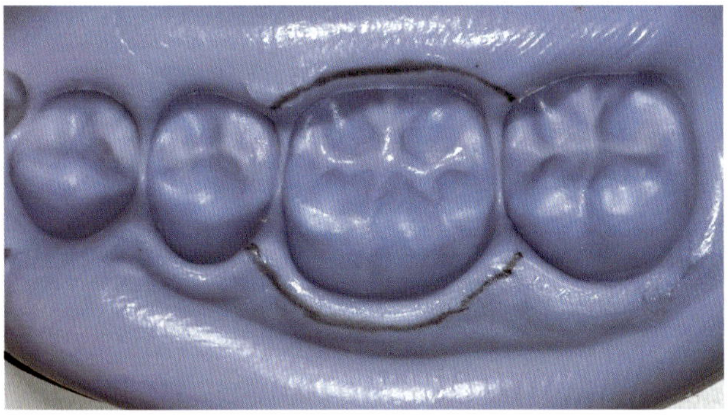

즉시중합레진을 사용했을 때도, 비스아크릴계 레진을 사용하였을 때도 구강 내로부터 철거한 후에 온수와 냉수를 교대로 침적하는 것으로 여분의 monomer(단량체)를 씻어내어 충분히 경화시킨다(사진은 비스아크릴계 레진을 사용). 거의 정위치로 되돌아오는 것을 알 수 있다.

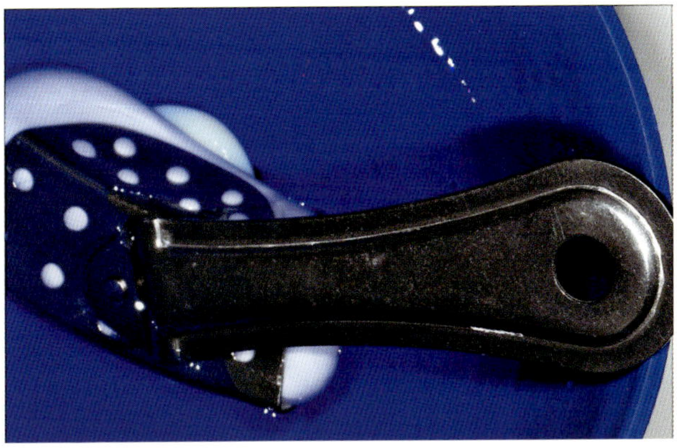

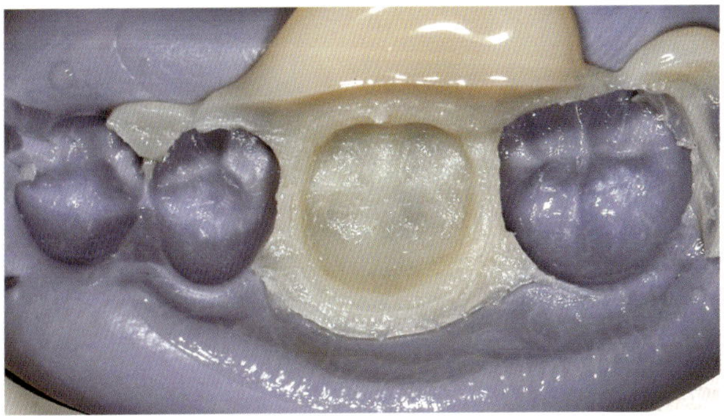

인접면과 마진에 2B 연필로 표시를 하고 그 부위를 남기도록 하여 개형 삭제를 끝낸다.

구강 내로 돌리면 레진의 수축에 의해 전체가 짧아진다.

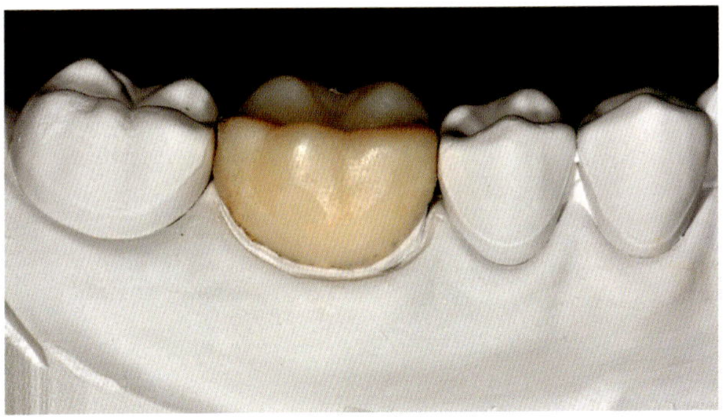

Recontouring

치료시간(chair time)에 여유가 없을 때는 이대로 교합조정과 형태 수정을 시행하여 장착해도 좋지만 내면과 마진부에 즉시중합레진을 첨가하여 recontouring을 시행하면 더욱 적합도를 높일 수 있다.

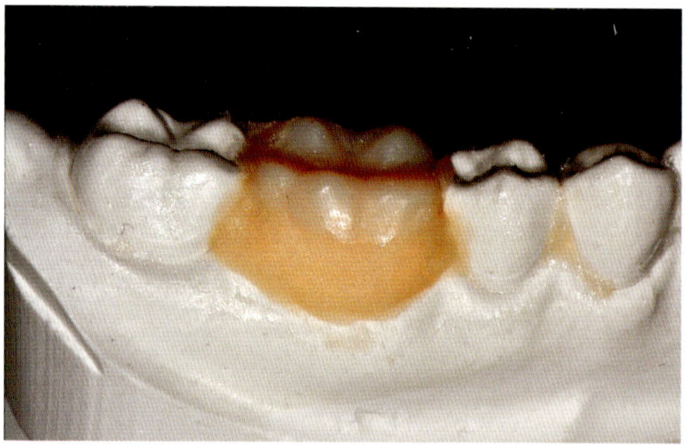

작업 당일의 레진 provisional은 흡수 등에 의한 열화(劣化)를 하지 않고 또한 미중합층의 표면을 가지므로 특별한 표면 처리를 시행하지 않아도 추가된 레진과의 장착은 견고해진다.

날짜를 변경하여 recontouring을 시행할 때는 레진 표층을 한 층 삭제하여 신선면을 노출시킨 뒤 사염화메틸렌, 초산에틸 등의 유기용매 등으로 표면 처리를 한다. 단, 유기용매 등은 인체에 악영향이 매우 우려되므로 사용할 때 충분히 주의해야 한다.

즉시중합레진이 완전 경화를 하기 전에 손을 씻고 몇 번이나 지대치로부터의 탈착을 시행하여 정위치로 확실히 돌아오는 것을 확인한다. 치은연 아래에 흐름성 레진(flowable resin)의 recontouring을 시행할 때에는 특히 인접면 치간부에 확실히 광중합시키는 것과 under cut에 더욱 주의가 필요하다.

그 다음은 형태 수정 페이지와 같이 작업을 시행한다.

Provisional restoration의 recontouring은 일반적으로 생체의 반응을 진단검사 · 관찰하면서 여러 번 시행한다. 치은연 하부의 recontouring은 80페이지에 자세히 설명하였으니 참고하기 바란다. 마진부 조정 후에는 딱 맞는 것이 이상적이지만 즉시중합레진의 수축, 변형, 제한된 치료시간(chair time) 등을 고려하면 임상적으로 1회로 달성하는 것은 어렵다. 따라서 마진부는 약간 짧아져도 오버되지 않는 것에 중점을 두고 치은의 염증을 일으키지 않도록 해야 한다.

마진부와 유리치은 변연부의 선을 연필로 표시해 두고 마진부의 선으로부터 오버된 가는 침과 같은 레진은 overmargin이 되므로 미리 삭제한다.

위: 레진을 첨가하여 인접면 접촉부와 유리치은 변연부, 마진부에의 double-lining을 시행하여 튀어나온 부분은 삭제하여 축면 형태를 정돈한다.

아래: 마진의 오버된 부분은 이때 삭제하여 제거하고 다음 내원 시에 염증 유무를 체크한다.

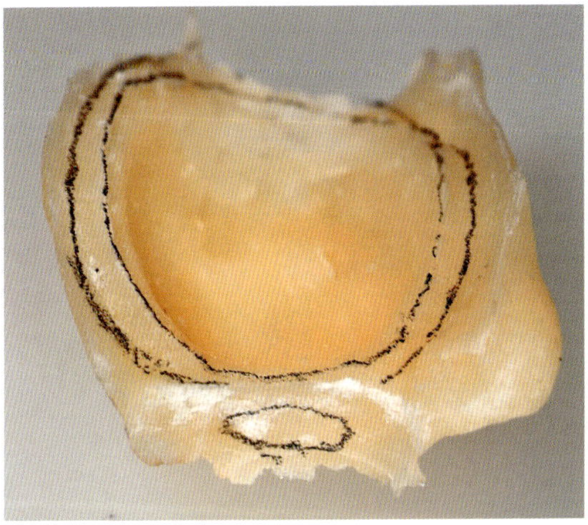

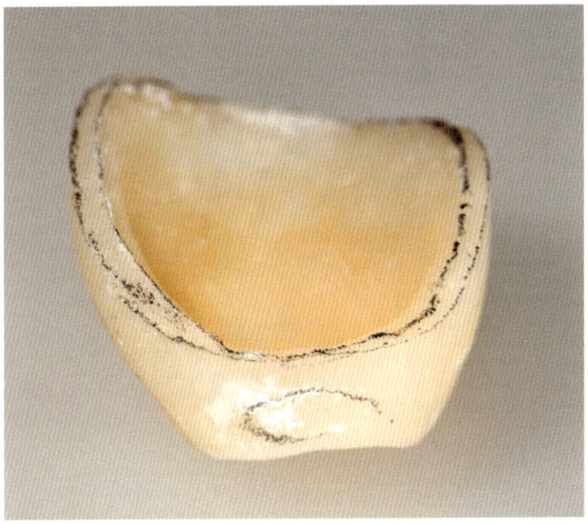

①의 부분은 overmargin이므로 반드시 삭제한다. 잘라진 면 ①'은 over contour 부위이다.

최적의 위치 b'는 provisional restoration 형태 수정을 해 갈 때 생체의 반응, 심미성, 청소성 등을 관찰하여 결정한다(81페이지에 자세히 설명).

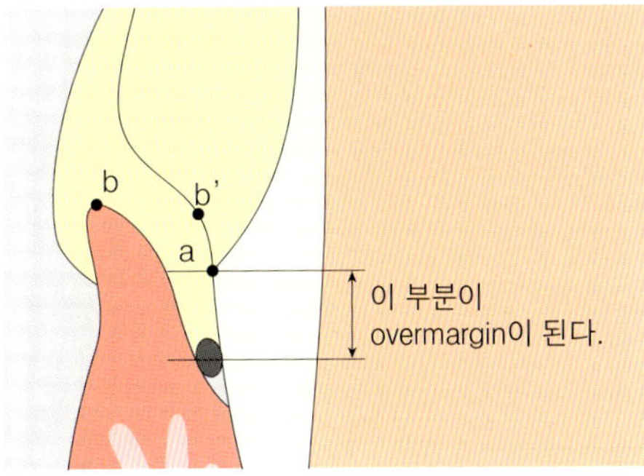

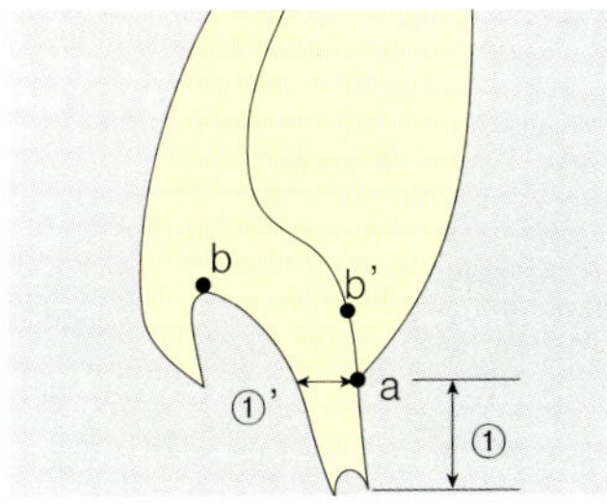

압배사가 말린 상태의 치은에 provisional restoration이 닿아 있다는 것은 치은연 하부에서 over contour가 되어 있는 것을 의미하므로 emergence profile의 형태를 참고로 하여 contouring을 시행한다.

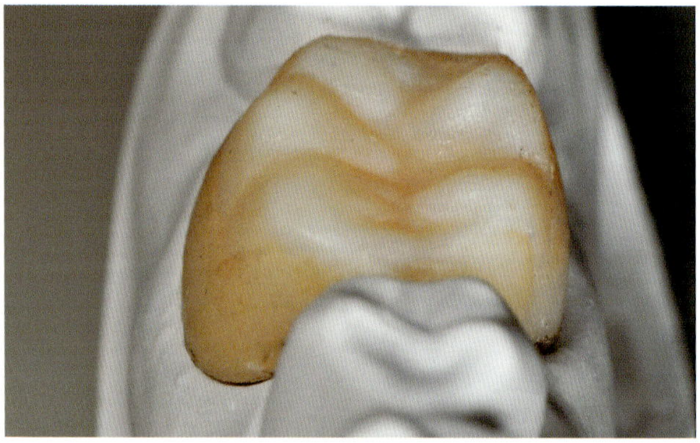

피크나 구, transitional line angle 부위 등 필요한 장소에 표시를 하여 형태 수정을 진행해 간다.

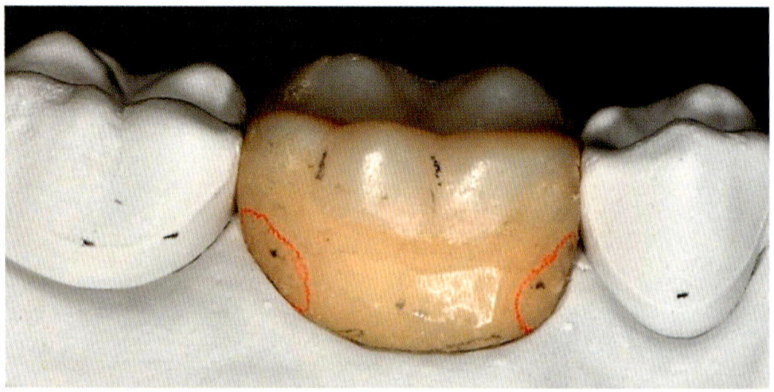

Emergence profile 부위는 moore disk 3/4 garnet medium을 사용하여 매우 저속으로 recontouring을 시행한다.

치관부를 아래로 하면 마진부를 아래로부터 바로 볼 수 있어 overmargin 제거나 emergence profile의 recontour를 쉽게 조절할 수 있다. 디스크의 휘어짐을 이용하여 concave(패인 부분), straight 영역, convex(튀어나온 부분)의 형태를 만든다.

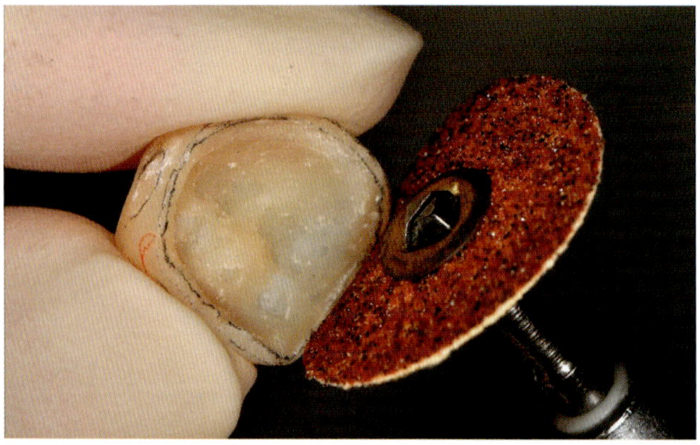

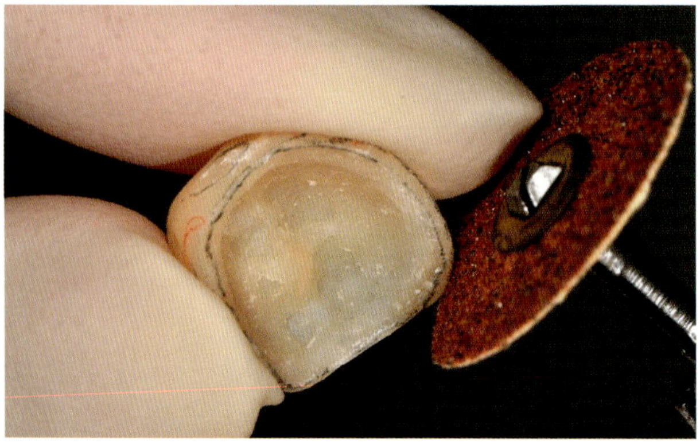

연마와 완성

Provisional restoration에 있어서 표면 연마는 중요한 작업이다. Recontouring에 의해 gap이 형성되기 쉬운 치은연 부근은 플라그가 부착되기 쉬운 매우 중요한 부위이므로, 이렇게 손가락으로 마진 부위를 감싸 주어 마진을 상처내지 않도록 하면서 확실히 연마한다.

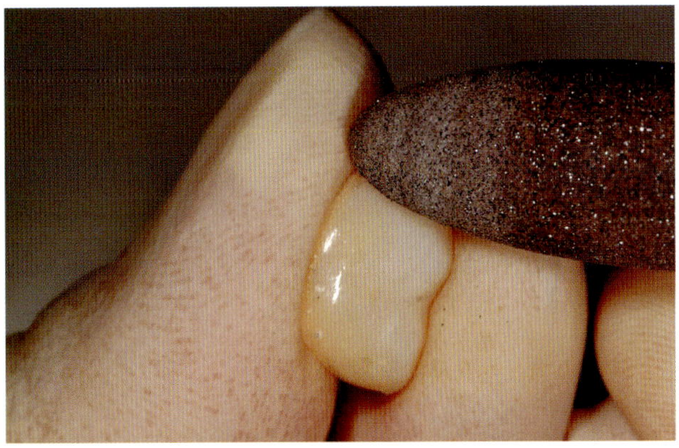

완성된 provisional restoration, 미리 압배되어서 외측 하방으로 이동해 있는 치은이므로 이렇게 유리치은변연과 provisional restoration에 틈이 생긴다.

다음 내원 시에 이때 전달된 형태가 적절한지를 반드시 체크하여 평가하고 다음으로 진행한다.

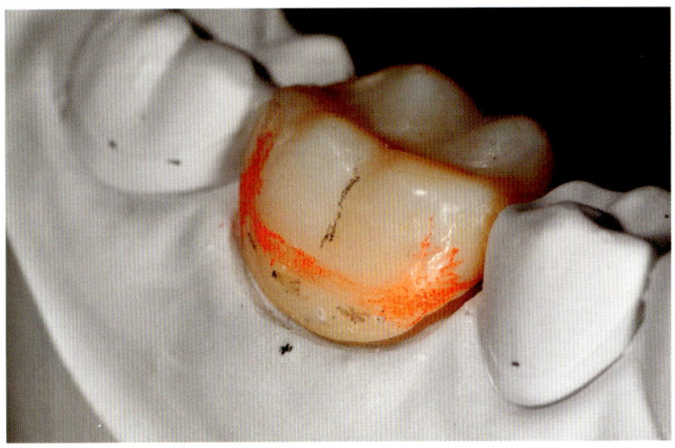

지대치 형성량

Provisional restoration의 이상적인 형태가 완성되었을 때는 지대치 형성은 종료 단계에 가까워져야 된다. 즉, provisional restoration를 적절한 형태로 해 가는 작업에 있어서 지대치 형성은 동시에 진행해야 한다. 최적의 형태를 얻기 위해 필요한 삭제량, 수복 재료의 선택, 치료의 한계 등의 정보는 provisional restoration과 지대치 형성의 상호 관계성 속에서 만들어진다.

먼저 우리는 회복해야 하는 형태에 대해서는 확실한 목표를 가져야 한다. 그러기 위해서 기본적인 근거가 되는 자연치의 형태에 대해서는 매우 세세한 수준까지 알고 있어야 한다. 각각의 장소가 갖는 역할에 대해 생물학적 및 역학적 관점에서 파악하여 의도한 치료 형태를 전하는 것으로 기능 회복과 잔존 제조직의 장기적인 보존을 도모해야 한다.

이상적인 치료 형태가 회복됨과 동시에 그 하부구조인 지대치는 아래의 요건을 충족시킬 필요가 있다.

① Under cut이 없다

② 충분한 유지 저항 형태

③ 회복해야 하는 치아와 유사한 형태

④ 충분한 삭제량

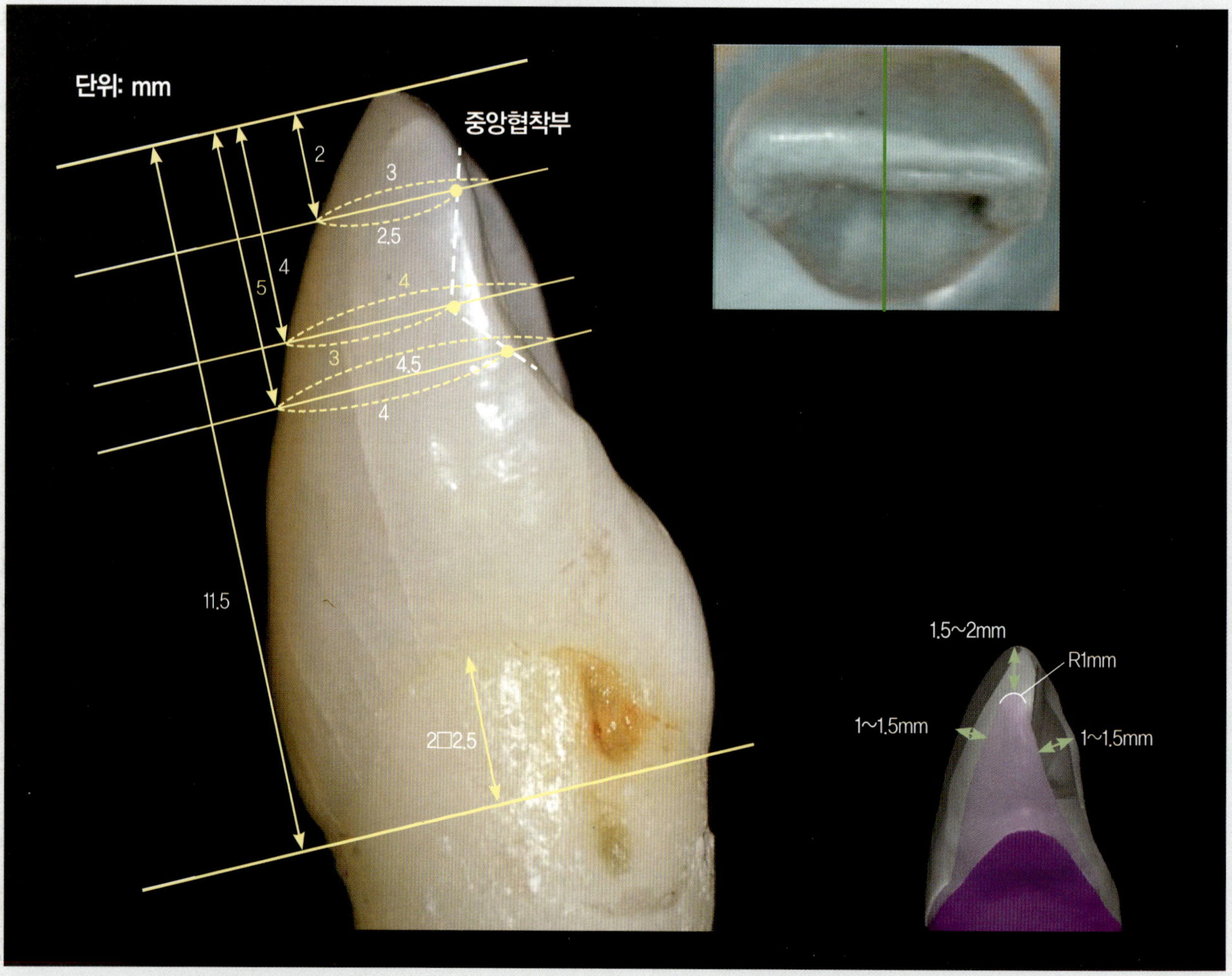

여기에서 지대치 형성량에 대해 생각해 보자.

All-ceramic crown에 필요한 삭제량으로서 대부분의 책에서는 협측 축면 1~1.5mm, 설측 축면 1~1.5mm, CAD/CAM에 의한 제작에서는 milling bur의 두께(0.8mm)를 고려하여 절단부에서 약 1mm의 폭을 확보할 필요가 있다. 즉, 지대치 절단부에 있어서는 최대 4mm, 최소 3mm의 두께가 필요하다. 그러나 대부분의 책에 기술된 절단으로부터의 삭제량 1.5~2mm 부분에서는 이 3~4mm의 두께를 확보할 수 없다.

이 두께를 확보할 수 있는 절단으로부터의 삭제량은 중앙협착부의 두께를 고려하면 4~5mm가 된다. 즉, 평균적인 중심교합위의 overbite양인 절단으로부터 3~5mm 이상 삭제하게 되면, 중심교합위에서의 교합력을 받아들이는 지대치의 길이를 확보할 수 없게 된다. 또한 이만큼 삭제하면 우각부 부근에서의 치수 노출(pulp exposure)도 우려된다. 따라서 all-ceramic crown 수복을 완전히 시행하기 위해서는 삭제량의 설정 기준을 변경하거나 milling bur를 더욱 상세하게 할 필요가 있다.

이러한 삭제량에서의 모순을 포함하고 있으므로 all-ceramic crown에서의 수복을 계획할 때에는 선택한 수복 재료의 한계를 잘 파악하여 수복치료 전의 신중한 진단이 필요하다고 생각된다.

상악 중절치의 삭제량

치질의 삭제는 수복물의 기능적 요건을 충족시키는 데 충분한 형태를 회복할 수 있는 양이어야 한다. 상악 중절치가 일본인에서는 tuff형의 형태를 갖는 경우가 많으며 또한 설면에서는 특히 중앙이 깊이 협착하여 변연 융선부보다 얇아져 있다.

설면은 esthetic zone은 아니지만 anterior guidance에 의한 구치이개 교합에 의해 악관절, 구치부를 보호하고, 발음, 혀의 감각에 크게 영향을 주는 중요한 기능적 측면을 갖는다. 또한 청소성의 관점에서도 매우 중요한 부위이다.

순면(입술면)은 심미적인 것뿐만 아니라 구순 폐쇄로에 적절한 축면 contour, 치아의 길이를 부여하지 않으면 neutral zone을 벗어나게 되어 발음장애나 폐쇄 시의 위화감, 또한 협근, 구륜면 contour, 치아의 위치 이동을 일으킬 위험성도 있다.

따라서 중절치에 수복물을 넣을 때에는 심미에 포커스를 맞추는 것뿐만 아니라 우선은 기능을 충분히 충족시킨 후에 자연스런 심미 수복처치를 해야 한다. 치아의 삭제량은 그들을 충족시킬 수 있는 양으로 해야 한다.

필자(Nishikawa)가 발거한 중절치 5개의 길이와 두께를 측정해 보았더니 교모를 일으키지 않는 치아의 측정치는 거의 근사한 수치를 나타낸다. 평균적으로는 치관 길이는 절단면으로부터 CEJ(cementoenamel junction)까지 약 11.5mm, 인접면 중앙부는 협설의 CEJ로부터 2~2.5mm 짧다. 그리고 치아의 두께는 중앙 협착부를 포함하여 측정하면 절단면으로부터 2mm의 위치에서 길이 3mm(중앙협착부에서 두께 2.5mm), 절단면으로부터 4mm의 위치에서 두께 4mm(중앙협착부에서 두께 3mm), 절단면으로부터 5mm의 위치에서 두께 4.5mm(중앙협착부에서 두께 4mm)였다.

이 자연치의 두께 내에서 우리는 안전하게 충분한 삭제량을 갖는 지대치 형성을 시행해야 한다.

지대치 형성을 할 때는 치수의 형태에 대해서도 확실히 파악해야 한다. 단, 심미를 위해 삭제량을 많이 하는 것이 아니라 그 한계를 파악하면서, 인접면에서의 finishing line의 위치도 gingival scallop 형태에 따른 생물학적 폭경을 준수해야 한다.

Black triangle을 없애기 위해 인접면의 마진을 깊게 설정하는 것처럼 심미와 기능이 모순될 때는 항상 기능을 우선시해야 한다. 치과치료를 시행하는 것으로 의원성 질환을 만들어 내는 것은 결코 있어서는 안 되기 때문이다.

Provisional restoration을 이용하여 그 하부구조인 지대치 형태를 수정하고 지대치 형성을 변경하는 것으로 보다 적절한 provisional restoration 형태를 부여한다는 상호관계 속에서 수복치료가 진행되어야 한다.

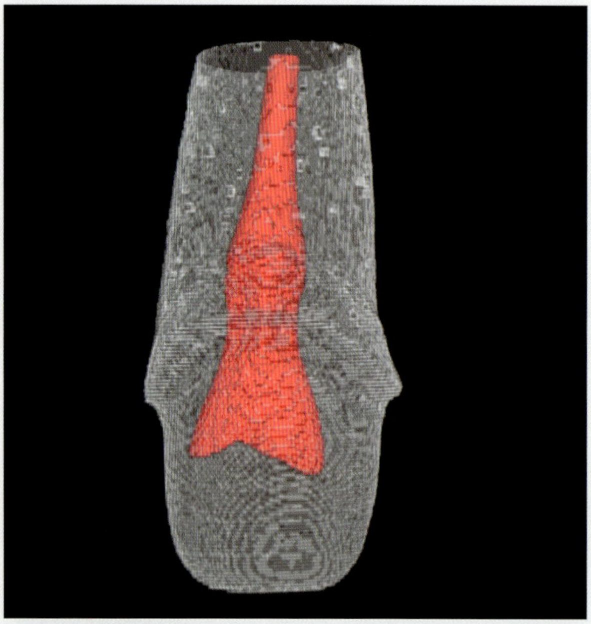

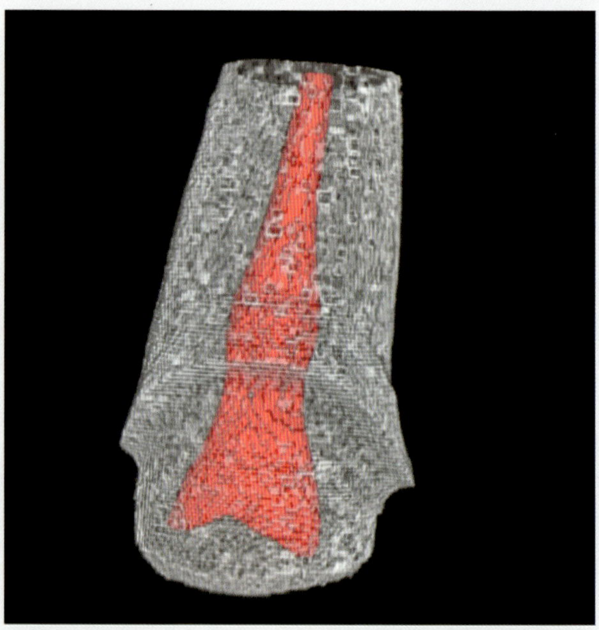

지대치가 형성된 치아의 마이크로 CT 영상

좌측은 PFM crown을 위한 형성, 우측은 all-ceramic crown을 위한 형성. 기존의 책에 따라 형성을 시행하면 이렇게 치수에 근접하여 치수 노출이 우려된다. (도쿄치과대학 해부학교실 제공).

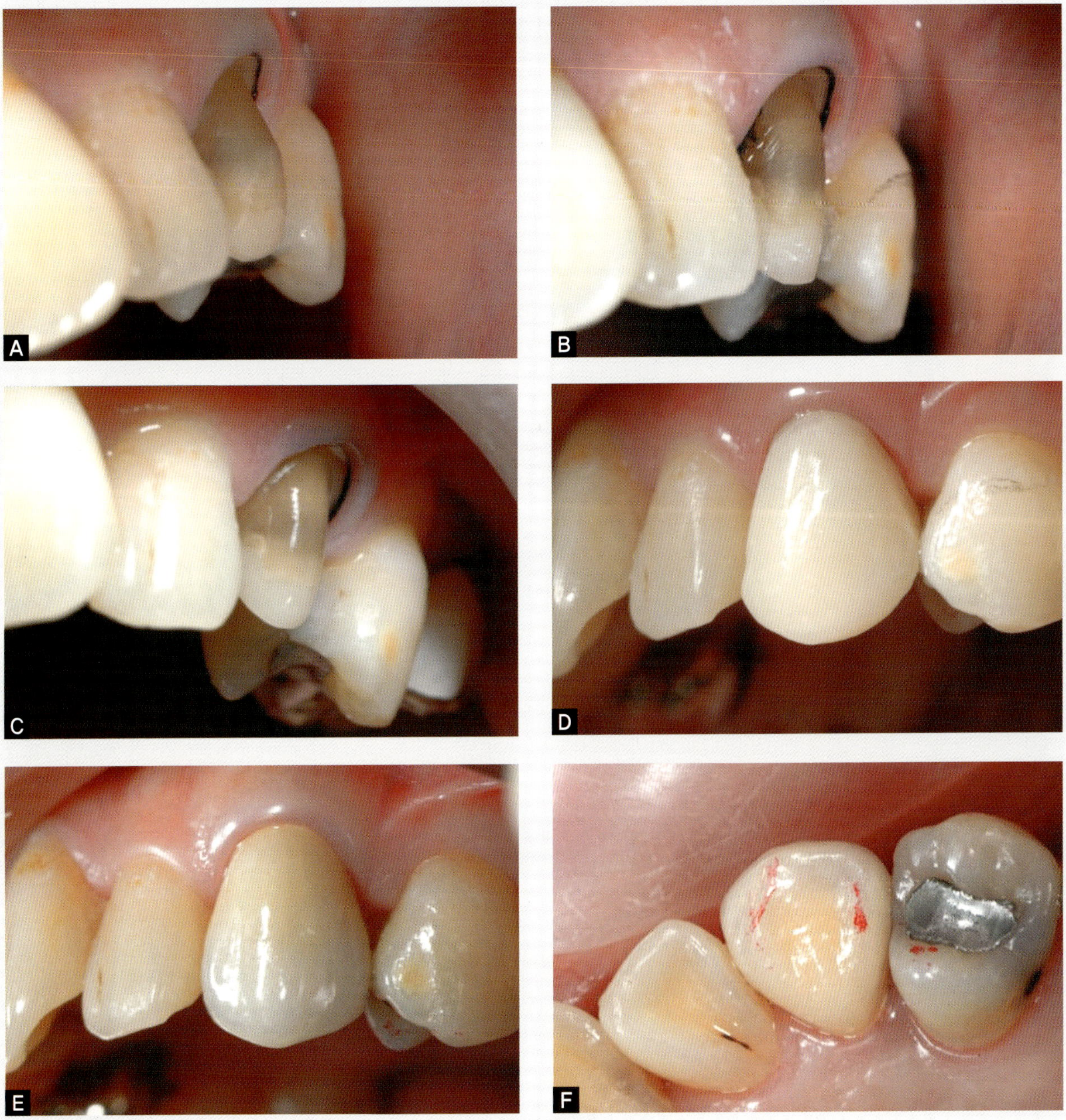

지대치 형성의 개념을 파악하여 provisional restoration에 활용한다.

A, 3의 재치료 증례, 제1면이 길어져 contour guideline이 인접치와 조화되지 않는다.

B, 인접치의 cervical peak를 표시하여 거기에 합해 제2면을 형성한다.

C, 제3면의 형성, 인접면의 제2면의 형성을 시행하여 지대치 형성이 완료되었다.

D, 이들 일련의 치료 중 일관되어 하나의 provisional restoration의 형태 수정을 시행하면서 진행하므로 recontouring한 마진부 등은 오염되어 있다. 그러나 기능적 요건은 충족되어 있다.

E, F, 최종 수복물이 가착된 상태. 후방으로의 bracing equalizer도 부여되어 있다.

Part 4

Provisional restoration의 형태 수정

하악 제1대구치와 상악 중절치의 sub-gingival과 축면부, 교합면부의 구체적인 형태 수정과 recontouring에 대해 서술한다. Part 1, 2에서의 내용이 provisional restoration상에 구현되어 임상적인 치료 형태를 얻는 작업이 된다.

작업 자세와 손가락 사용

Provisional restoration의 제작뿐만 아니라 치과기공 작업은 손가락의 움직임에 맡겨지는 부분이 매우 많다. 손가락의 움직임에 의해 기공물의 적합 여부, 작업 속도 등이 크게 좌우되므로 손가락 사용에 대한 충분한 훈련이 이루어져야 한다.

필자(Kuwata)는 1982년 당시에 치과기공에서는 손가락 사용의 이론적인 체계가 잡혀 있지 않고 합리적인 손가락 사용이 교육되지 않는 것을 지적했지만, 안타깝게도 아직까지 큰 변화는 보이지 않고 있다. 특정한 명인이라고 불리는 사람만이 뛰어난 기공물을 제작할 수 있는 것은 아니며, 이론적으로 확립된 기본 동작에 근거하여 교육되고 그 후에 개개의 연습이 계속되어 숙련되는 것이 바람직하다.

여기에서는 보다 좋은 provisional restoration을 제작하는 전제로서의 제작 자세와 손가락 사용에 대해 다시 한 번 생각하기 바란다.

작업 자세

작업 자세로서는 3개의 요건이 동시에 충족될 필요가 있다. 이 요건이 충족된 상태에서 3개의 기본자세에서 작업을 시행하게 된다. 이 중 provisional restoration의 형태 수정에서는 기본자세 Ⅱ 및 기본자세 Ⅲ에서 시행하는 경우가 많다.

① 작업하기 쉬운 자세일 것
② 정밀한 작업이 정확하게 시행되는 자세일 것
③ 피로하지 않고 그 자세를 장시간 계속해도 건강하게 장애를 초래하지 않는 자세일 것

작업 자세의 세 가지 요건.

기본자세 Ⅰ: 목을 약간 앞으로 구부리고 손바닥 외측 부분(또는 왼손의 손가락 끝)에 의해 책상을 고정원으로 하여 양손으로 책상 위에서 작업하는 자세
기본자세 Ⅱ: 턱을 가볍게 당겨 좌우 팔을 양 옆구리에 가볍게 고정하여 책상을 고정원으로 하지 않고 양 손목을 책상 위에서 약간 벌려 작업하는 자세
기본자세 Ⅲ: 고정원을 왼손 손목으로 책상 모서리로 하고 좌우 손가락 끝을 같이 사용하면서 오른손의 도구 등에 의해 세세한 작업을 할 때의 자세

세 가지 기본자세.

어떠한 자세에서도 목을 무리하게 구부리지 말고 또한 등이 너무 구부러지지 않도록 하며 어깨에 힘을 빼고 작업물이 얼굴의 정면 아래에 오도록 하는 것이 중요하다. 어깨에 힘을 빼는 것은 팔, 손목에 불필요한 힘을 넣지 않는 것으로 이어진다. 불필요한 힘을 빼는 것은 목적으로 하는 기공물에 정확한 힘을 집중하여 작용시키기 위해 중요하다.

Provisional restoration의 형태 수정에서는 어깨의 힘을 뺀 상태에서 손목과 손가락만을 움직이는 것이 아니라 팔 전체의 작용과 조화시키도록 image 하며 삭제 조정의 작업을 하는 것이 좋다.

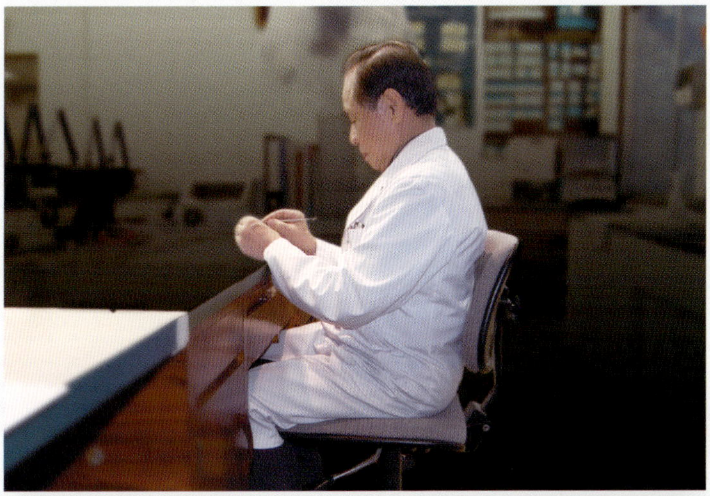

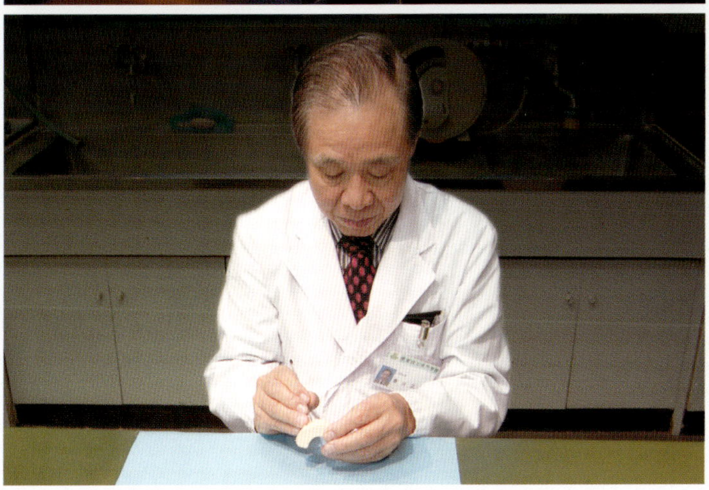

Provisional restoration의 형태를 수정할 때의 자세.

손가락 사용

여기에서는 손가락 사용의 다섯 가지 용어에 대해 설명한다. 이들 용어를 익혀 두는 것은 올바른 손가락 사용을 위해서 필요하다.

세밀한 작업을 정확하게 진행하기 위한 10대 원칙이 있다. 이들을 무시한 손가락 사용으로는 작업을 무리 없이 정확하게 진행하는 것이 어려울 것이다.

뛰어난 기술을 갖고 있는 치과의사나 치과기공사는 이미 합리적으로 손가락을 사용하고 좌우 모든 손가락을 충분히 기능시키고 있는데 특히 이제부터 기술을 몸에 익히는 사람은 바른 손가락 사용법을 훈련하지 않으면 안 된다.

고정: 작업물을 잡은 손을 안정시키기 위한 팔이나 손목의 위치
유지: 작업물을 움직이지 않도록 하기 위한 손가락의 위치
지지: 좌우 손의 안정과 작동 손가락을 쉽게 움직이는 것을 보정하기 위한 손가락의 위치
파지: 도구 등을 잡기 위한 손가락의 위치
작동: 작업의 목적을 달성하기 위해 손가락을 움직이는 것(그 손가락을 작동지라고 한다)

손가락 사용에 있어서 5대 용어의 정의.

원칙 1: 기본자세를 흐트러뜨리지 말고 가장 보기 쉬운 거리(명시거리)에 작업물을 두고 또한 기본자세를 흐트러뜨리지 않는 가장 작업이 쉬운 위치에 작업물을 둘 것
원칙 2: 세세한 작업이 될수록 모든 손가락을 접근시킬 것
원칙 3: 양손 작업의 경우는 좌우 손을 동시에 기능적으로 작동시켜 왼손, 오른손 각각의 역할을 발휘할 것
원칙 4: 한 손 작업에서는 5개의 손가락, 양손 작업에서는 10개의 손가락을 동시에 기능적으로 작용시켜 각 손가락 각각의 역할을 발휘하게 할 것
원칙 5: 각 손가락 각각의 부위에 있어서 역할을 기능적으로 작용하게 할 것
원칙 5: 양손 작업에서는 좌우의 지지 관계를 확보할 것
원칙 7: 한 손 작업은 유지가 필요 없는 경우로 제한할 것
원칙 8: 특히 미묘한 작업에 대해서는 작동 손가락 끝의 파지력을 약하게 시행할 것
원칙 9: 원칙 8의 경우 새끼손가락은 지지 관계로부터 벗어나 밸런스의 역할을 하게 할 것
원칙 10: 특히 작동손가락의 파지력을 요하는 작업에서 지지 손가락은 작동 손가락의 가까운 곳에 둘 것

손가락 사용의 10대 원칙.

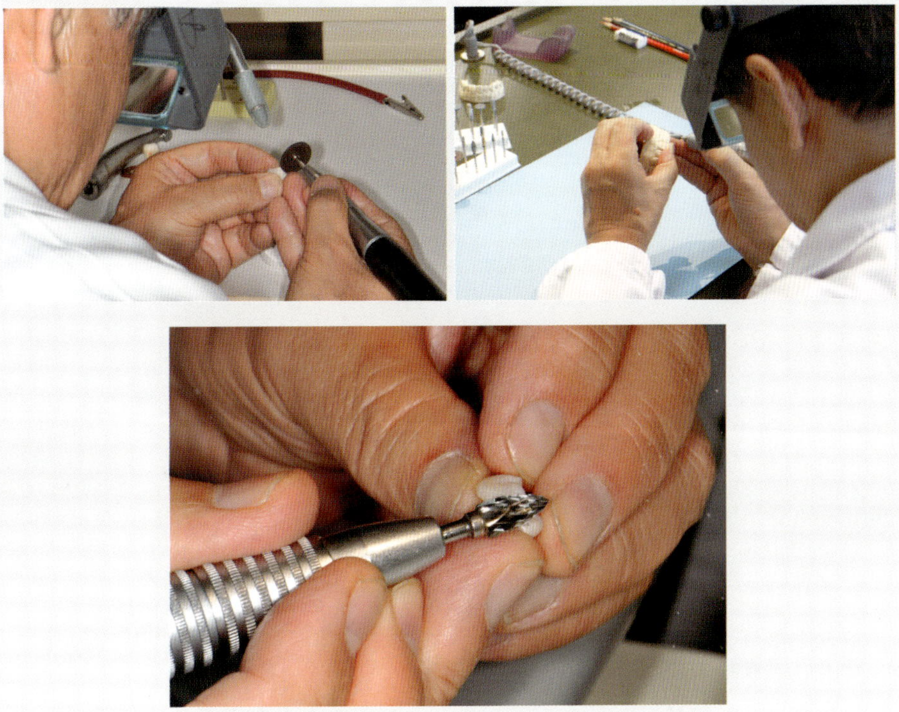

모든 손가락을 접근시켜 세세한 형태 수정 작업을 시행.

Provisional restoration 치은연 하부의 recontouring

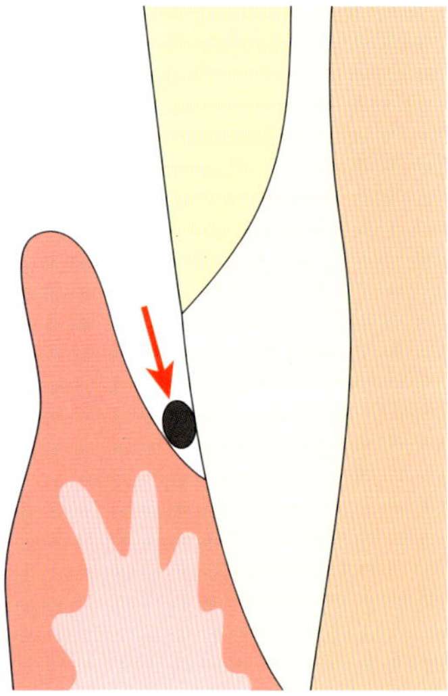

치은연 아래에 마진이 설정되면 적절한 tissue retention이 필요하게 되므로 치은연 아래의 crown contour의 형태를 적절하게 부여할 필요가 있다.

치은구에 압배사(화살표)를 삽입하여 유리치은을 바깥 근첨측 방향으로 이동시킨다.

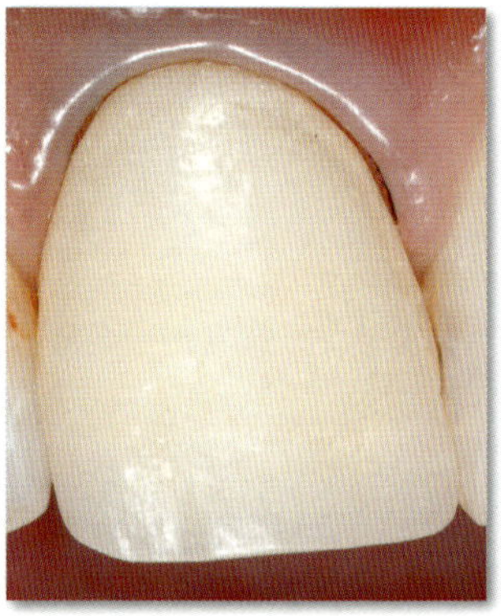

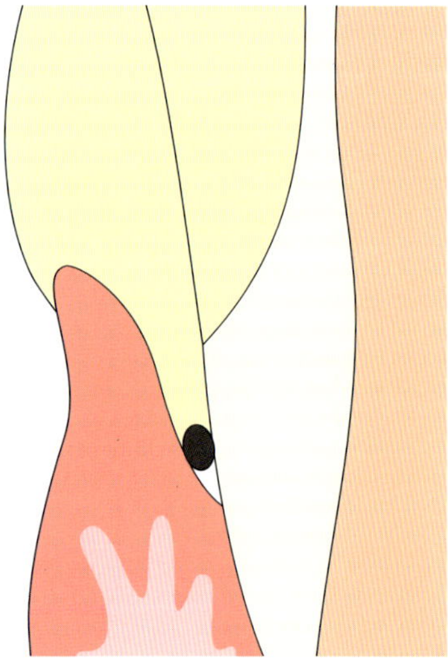

마진부에 레진을 첨가하여 이 상태를 인기시킨다.

접합부에서 확실한 접착을 위해 오래된 provisional restoration의 표면을 한 층 삭제하여 새로운 면을 노출시켜 레진의 표면 처리를 시행한다.

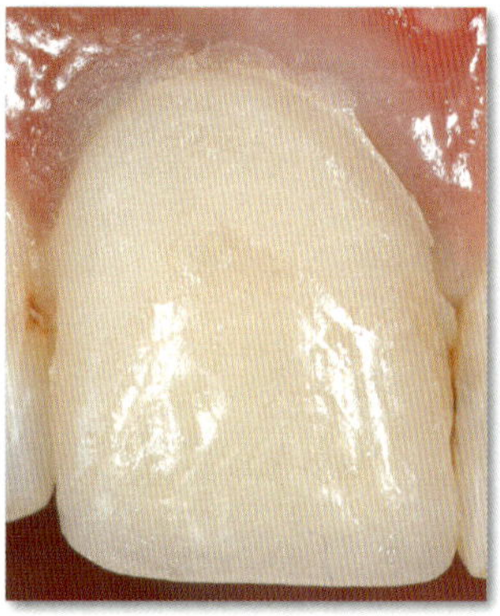

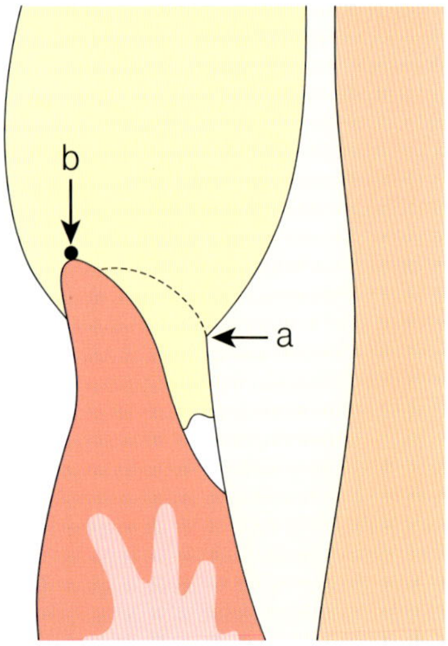

지대치의 finishing line(a)과 유리치은단에 닿은 부위(b)에 연필로 선을 그린다.

a 부분은 치근면으로부터 매끄럽게 이행하도록 하여 점선과 같이 a와 b를 연결하여 그 이외의 튀어나온 부분은 삭제한다.

a보다 하부로 튀어나온 부분은 마진을 오버하고 있으므로 이 부분은 반드시 삭제한다.

b가 불분명할 때는 a로부터 약 1mm 떨어진 위치에 표시한다.

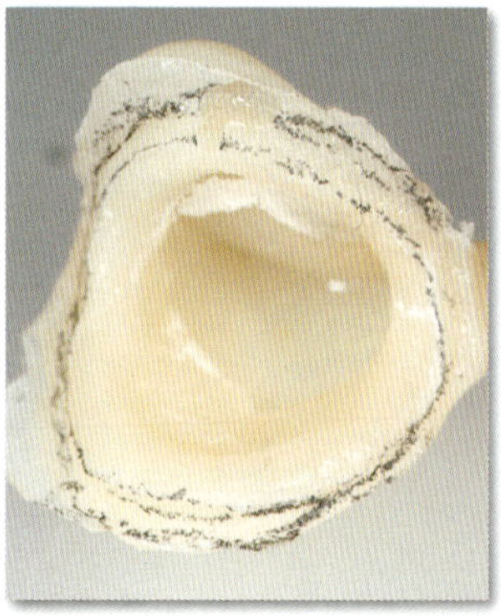

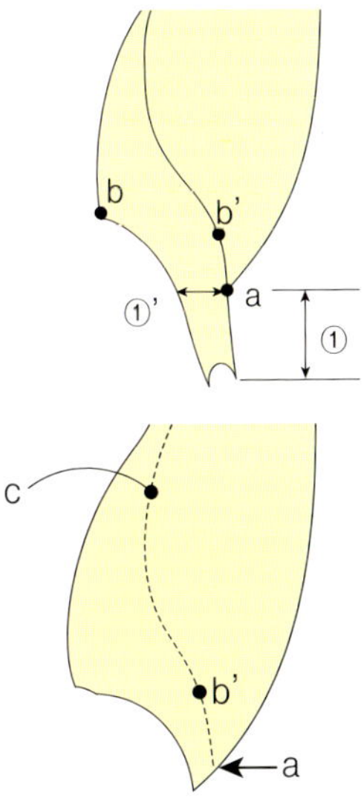

Overmargin인 ①을 삭제하는 데 잘라진 면 ①'는 over contour이다. a~b 사이에 존재하는 적절한 위치 b'는 형태 수정을 반복하면서 그때마다 재평가를 하여 최종적으로 결정한다. b의 위치는 이 시점에서는 over contour가 될 가능성이 높다.

인접치의 gingival scallop의 위치와 형태, emergence profile 등을 참고로 하면서 b'를 가결정하여 점선과 같이 삭제를 하여 cervical peak(c)까지 매끄럽게 연결한다(a→b' 치은연 아래의 emergence profile의 해설, 12페이지를 따라 시행한다).

a로부터 치근면을 따라 매끄럽게 솟아올라 유리치은연을 넘는 b'까지 emergence profile의 세 가지 형태를 참고로 하면서 형태를 부여하고 cervical peak(c)까지 연결한다. 그 결과 약간 S자의 매끄러운 형태가 된다.

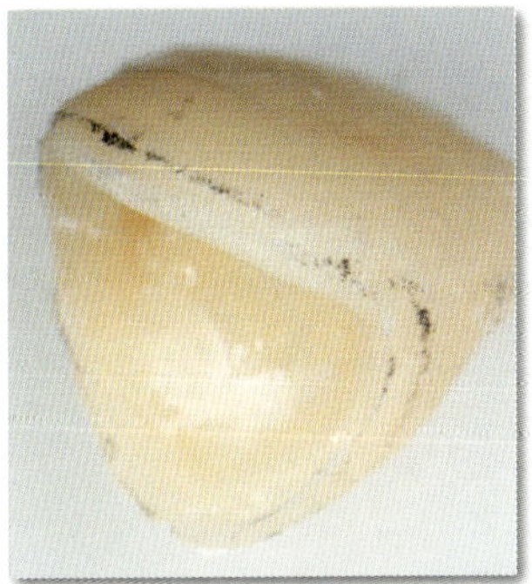

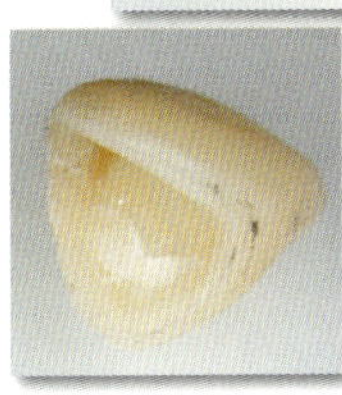

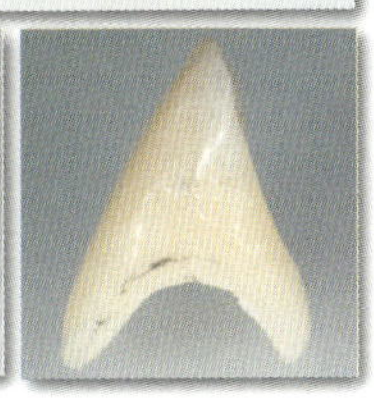

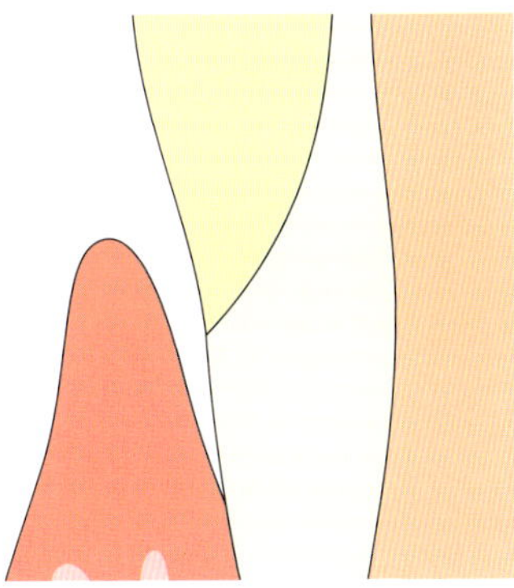

가결정된 b'로 유리치은단에 닿는 위치를 이동하여 구강 내에 장착하면 provisional restoration과 치은 내연 상피와의 틈이 생겨 under contour로 보일지도 모른다. 그러나 이것은 미리 압배사를 말아 두어 유리치은의 위치가 변경되어 있기 때문이다.

마진부는 정확히 맞거나, 약간 짧아져도 괜찮지만 절대로 over 해서는 안 된다.

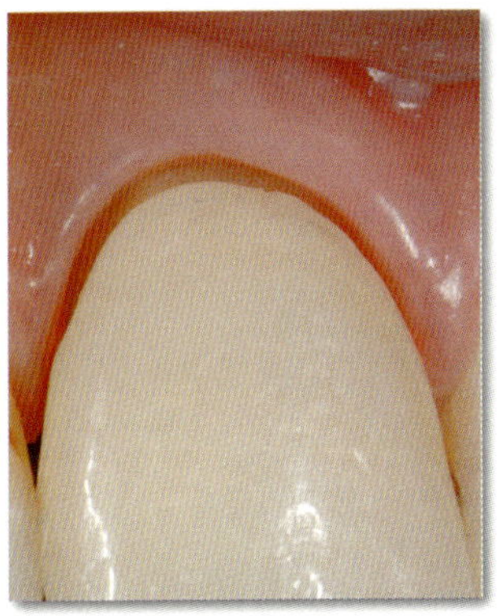

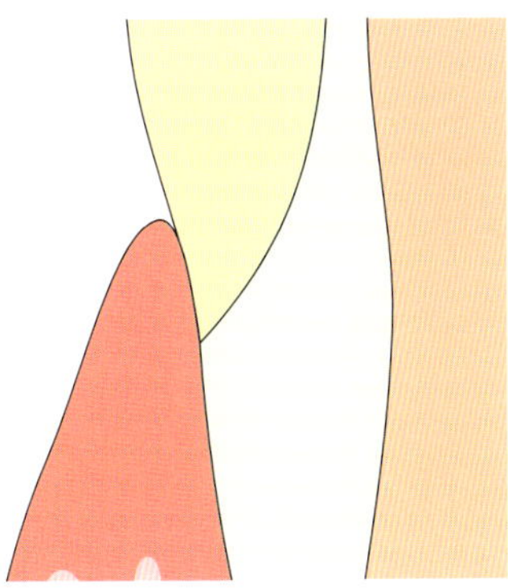

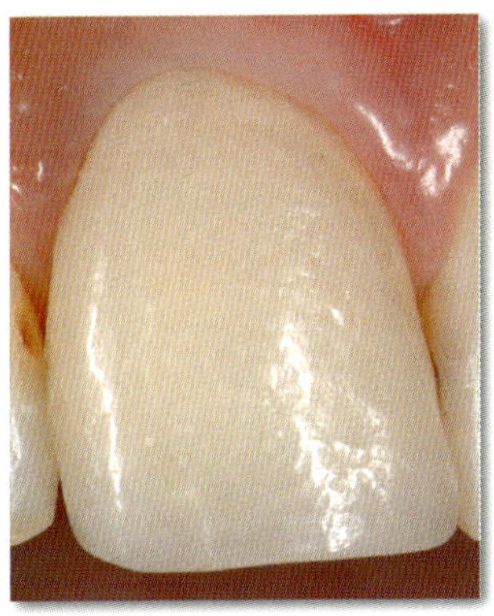

치은연 하부가 recontouring된 provisional restoration을 세트하여 다음 내원 시에 치은 내연 상피를 관찰, 재평가하여 염증이 없고 심미적으로도 최적의 위치인 것을 확인한다.

그것이 충족되지 않을 때는 상황에 따라 형태조정을 한다.

또한 마진 라인을 변경했을 때는 매회 recontouring을 한다.

사용 기자재

구치부의 형태 수정에 사용되는 기자재.
좌측부터

- Separating disk metal용 22/02(MOTYL, Pentoron Japan)
- Horico 기공용 carbide bur ORD 1371(HORICO, Mokuda Dental)
- Zipperer carbide bur(피셔형) #703L(ZIPPERER, Mokuda Dental)
- Carborundum point #22(SHOFU)
- Moore disk(Garnet Medium 3/4)(Moore, Hakusui-trading)
- Zipperer carbide bur(라운드) #8(ZIPPERER, Mokuda Dental)
- 기공용 carbide bur #1218(Mokuda Dental)

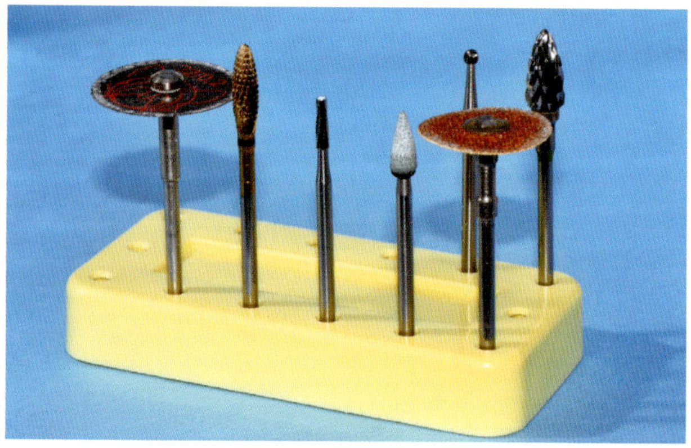

한편 치과기공사의 연구실에서는 carbide bur, diamond disk, 그리고 각종 형태가 다른 carborundum point를 사용한다(모두 SHOFU).

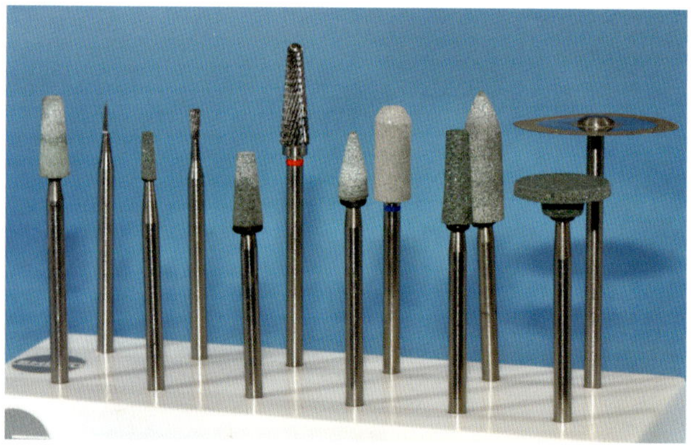

형태 수정의 전단계

마진부를 wash한 상태. Finishing line으로부터 약 1mm 떨어진 유리치은연에 연필로 표시한다. 인접면 접촉부도 표시해 둔다.

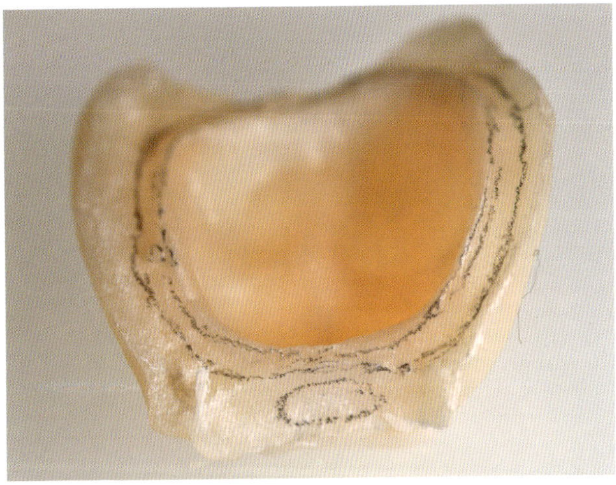

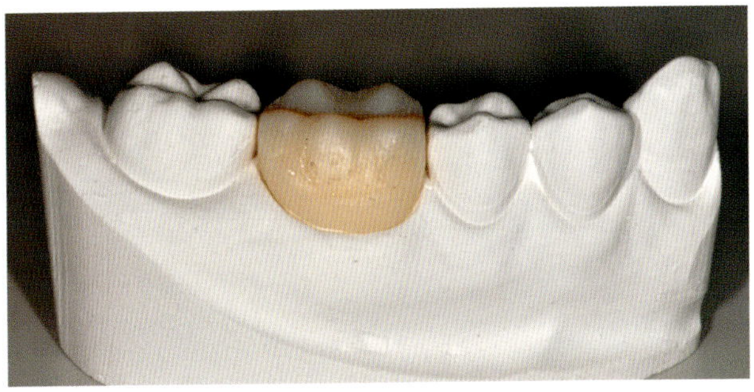

기공용 carbide bur로 큰 이물질을 제거한다.

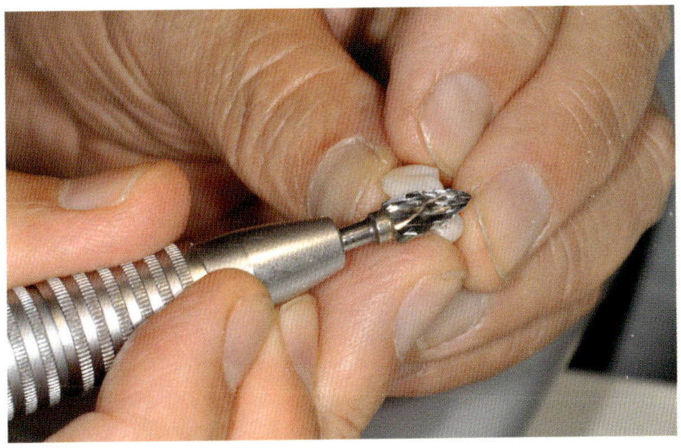

마진부의 형태 수정

이 상태에서 마진은 약 1mm 오버하고, 축면 형태도 크다. 이것으로부터 형태를 수정해 간다.

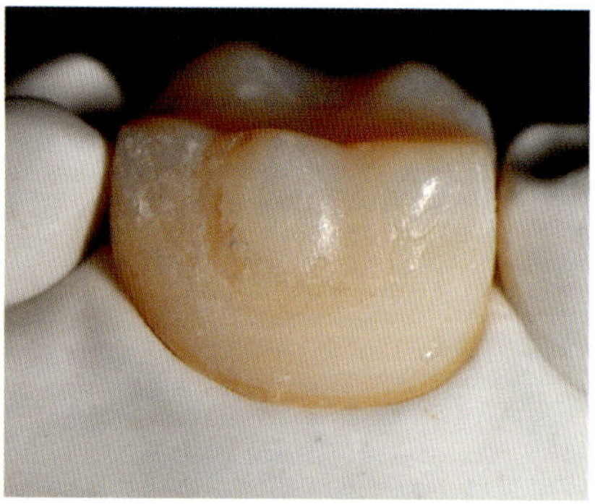

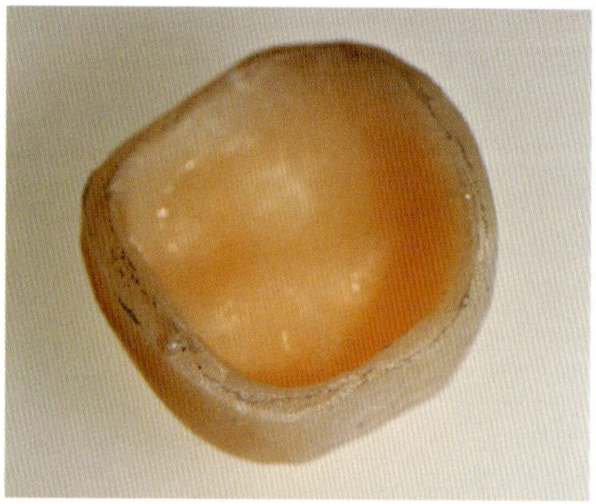

치근의 중앙부에서 축면의 peak에 이른 부위에 표시한다. 근분기부에 협측면구가 들어가므로 그 부위에도 표시한다.

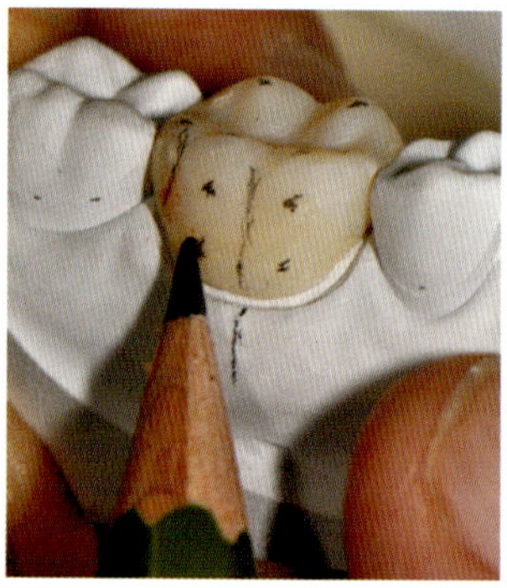

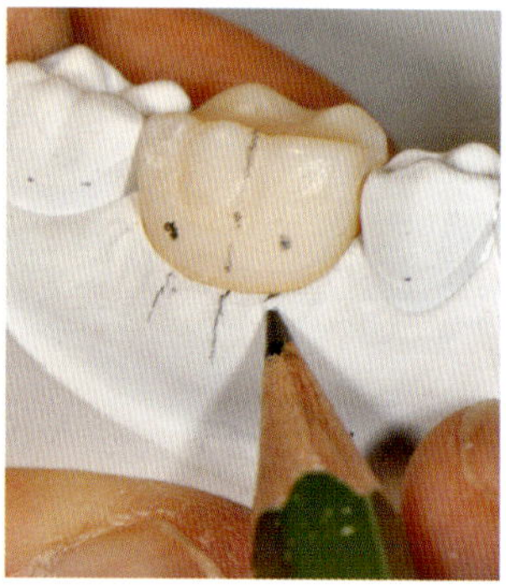

고유 교합면의 협설 폭경은 5.5~6mm를 기준으로 한다. 설측의 근원심 교두정(cusp tips) 간 거리는 협설 교두정 간 거리보다 멀다.

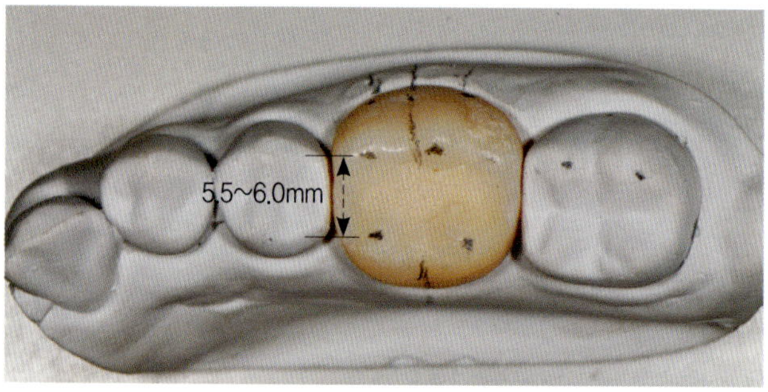

가능한 한 많은 손가락 끝으로 crown을 잡고 작동 손가락은 손목으로부터가 아니라 팔꿈치 부근으로부터 큰 stroke로 움직이게 한다. 포인트는 가능한 한 작업물로부터 떨어지도록 하고 엔진은 저속 회전으로 이용한다.

연필로 표시한 이외의 부분을 삭제해 간다.

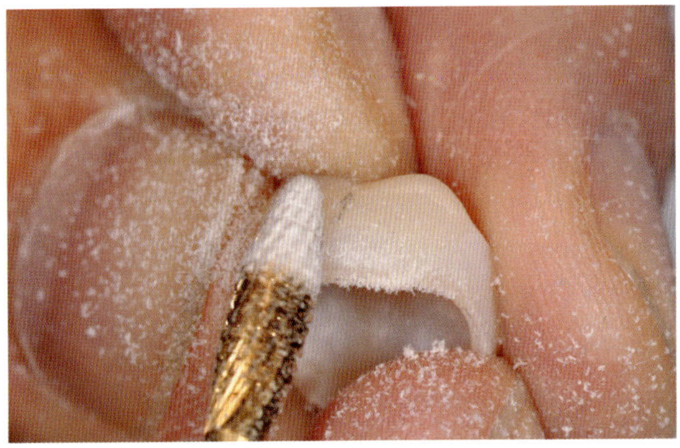

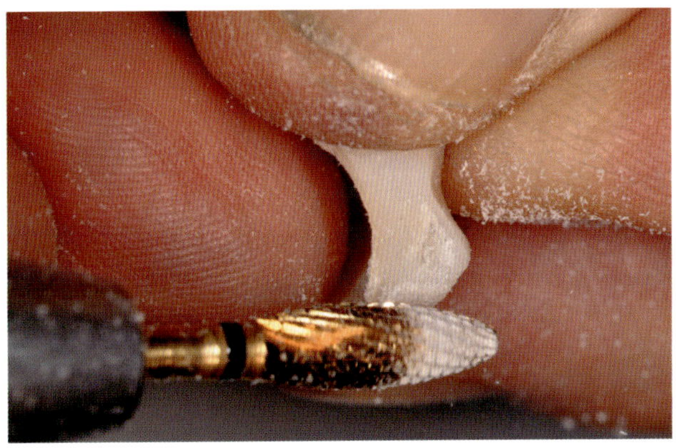

표시한 부위 이외는 모두 수정하고 있는 것을 알 수 있다.

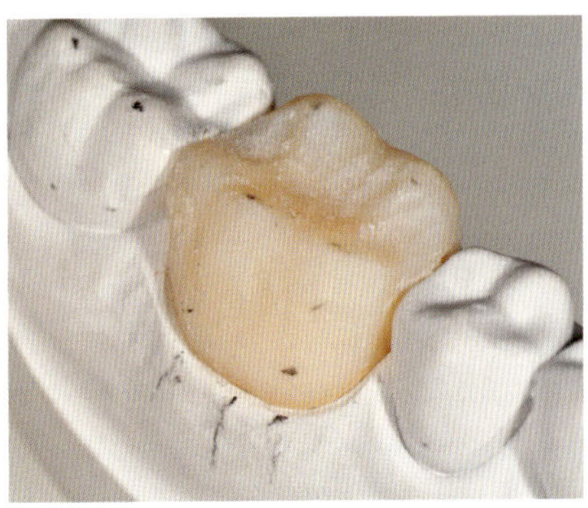

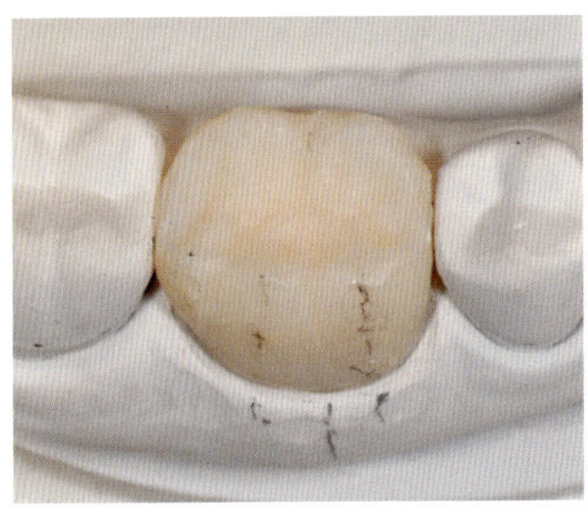

측면 및 교합면의 구(groove)를 중심으로 한 형태 수정

그리고 협측설면, 설측면구, 협측원심구 등도 치근과의 생물학적 관계를 근거로 하여 표시한다.

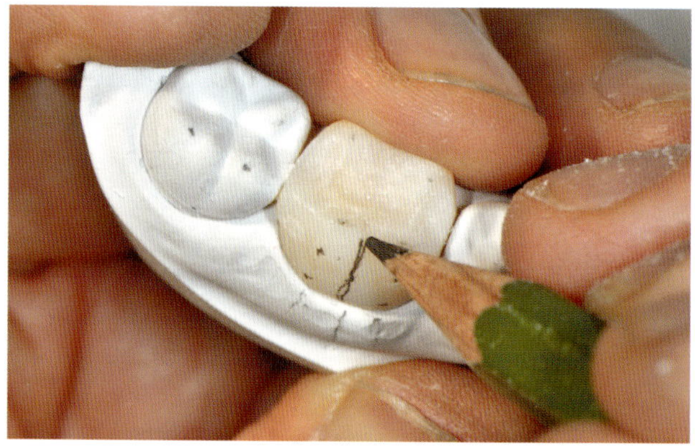

표시된 협측면구, 설측면구에 디스크로 틈을 내 형태를 더욱 수정해 간다.

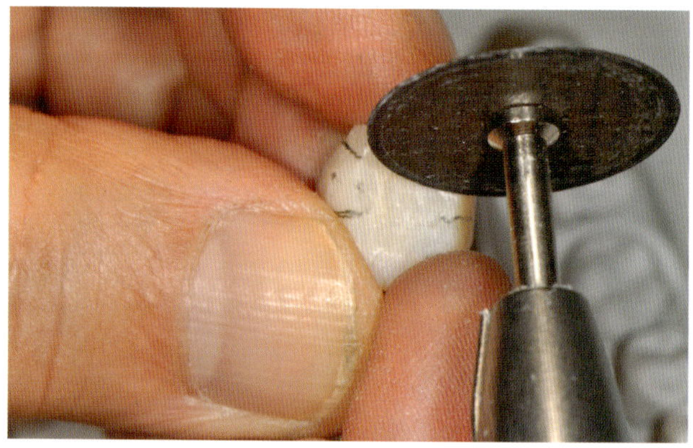

peak는 마지막까지 남기도록 한다. 기본적인 형태를 만들고 peak를 떨어뜨리지 않도록 주의한다. 이렇게 peak를 떨어뜨리지 않는 것만으로 치아의 대략적인 형태는 완성된다.

또한 emergence profile 부위에 닿은 transitional line angle 부위가 중요하다. Convex와 concave의 이행부인 transitional line angle 영역을 적절하게 만드는 것이 기능적 형태의 근본이며 이것에 의해 생물학적인 자연치에 가까워진다.

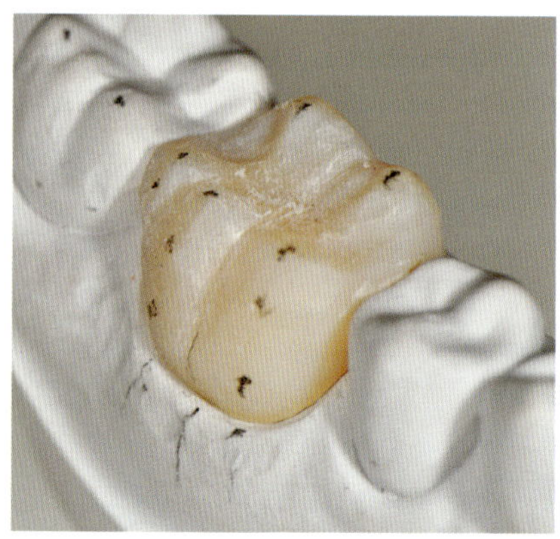

교두로부터 변연 융기부에 걸친 내사면이나 설측의 제3면(설측교두 기준면) 등의 형태를 정돈한다.

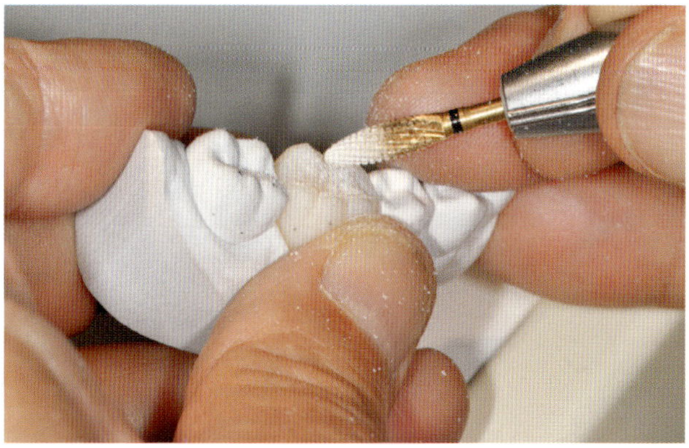

교합면의 융선으로부터 구에 이르는 세부 형태 부여에는 fissure bur를 사용한다.

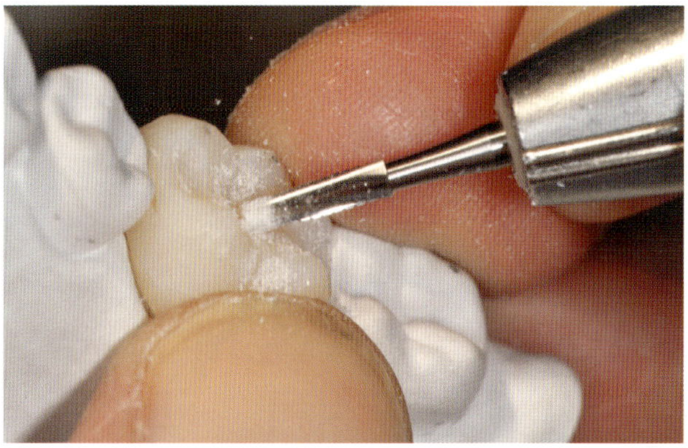

대합치를 그 후에 수정하는 경우, 그 형태는 이 provisional crown의 형태에 맡겨진다.

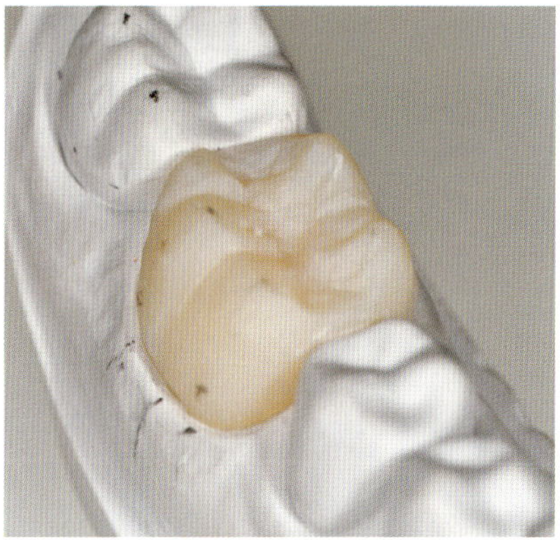

전체의 마무리

둥그스름한 형태를 띠면서 완성되어 간다. Peak가 너무 돌출된 경우는 이 단계에서 삭제하는데 너무 많이 삭제하지 않도록 기준을 세우는 것이 필요하다. 디스크의 회전 방향과 반대로 작용하는 것으로 실질적으로 회전수를 떨어뜨리게 되어 매끄러운 면을 만들 수 있다. 여기에서는 디스크의 끝을 사용하지 않는 것이 좋다.

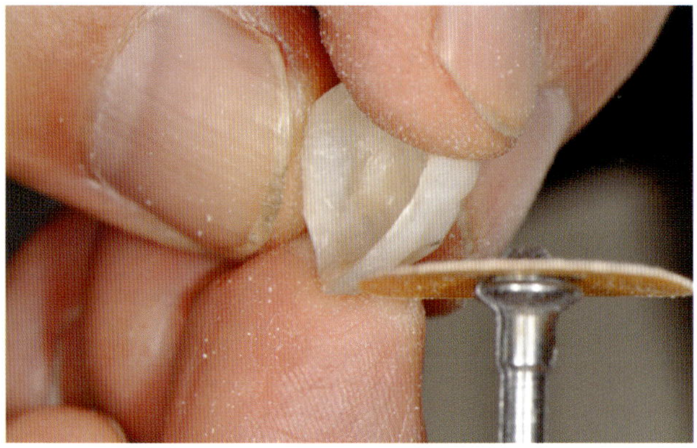

치은연 하부의 emergence profile의 3개 형태를 이렇게 paper disk의 휘어짐을 이용해 수정한다.

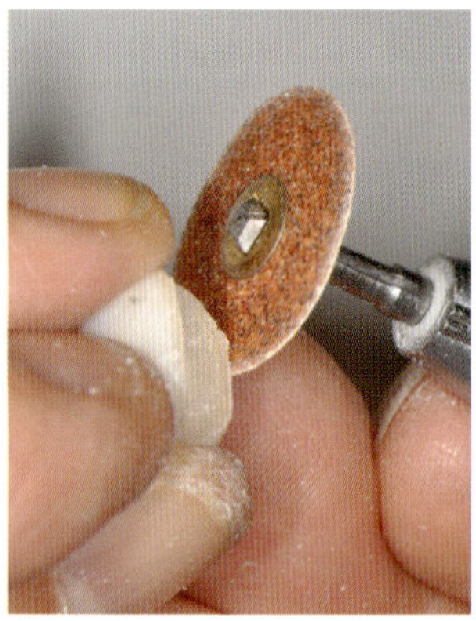

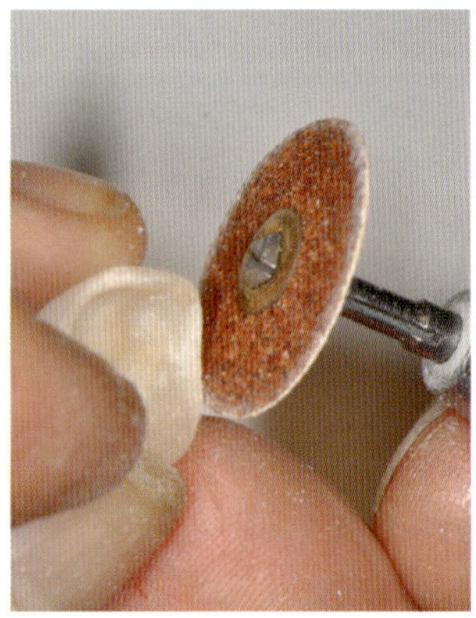

떨어뜨려서는 안 되는 peak를 다시 연필로 표시하여 연마를 하는 치과기공사나 스태프에게 알린다.

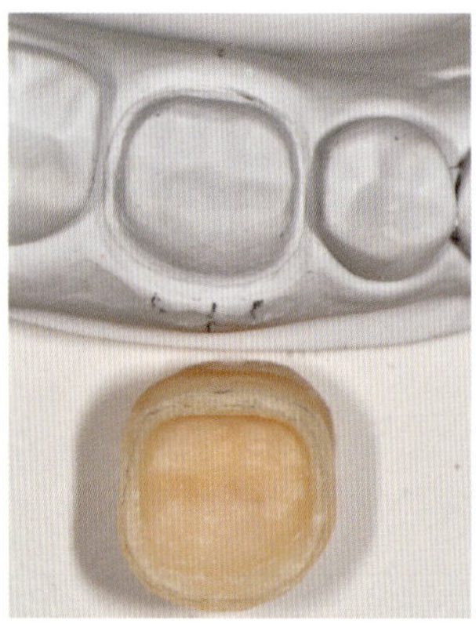

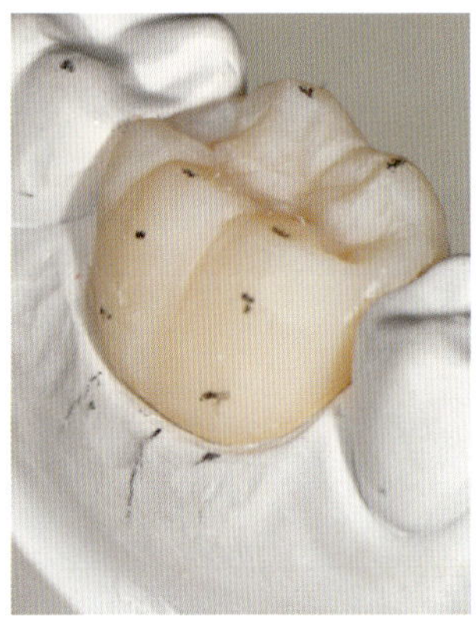

22호의 carborundum point를 dresser로 정돈하여 매끄럽게 한다. 교합면의 구는 fissure bur를 사용한다.

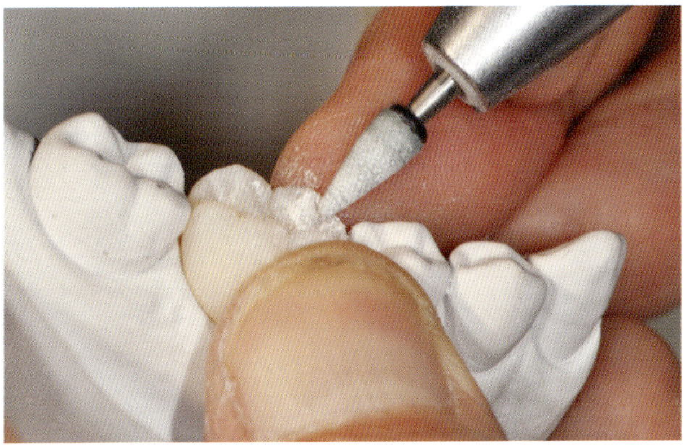

형태 수정과 연마 후의 provisional restoration.

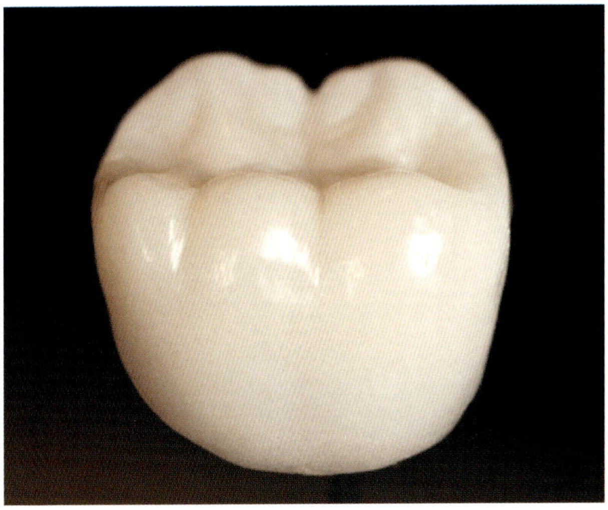

필자(Kuwata)는 세 가지를 염두에 두고 작업한다. 첫째는 '무리 없이', 둘째는 '낭비 없이', 셋째는 '어렵지 않게'이다.

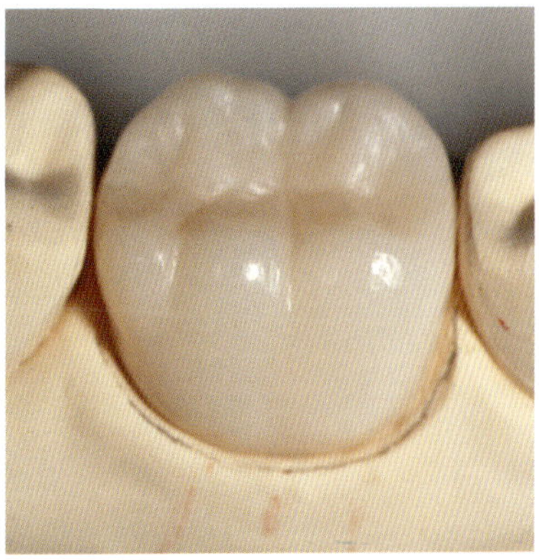

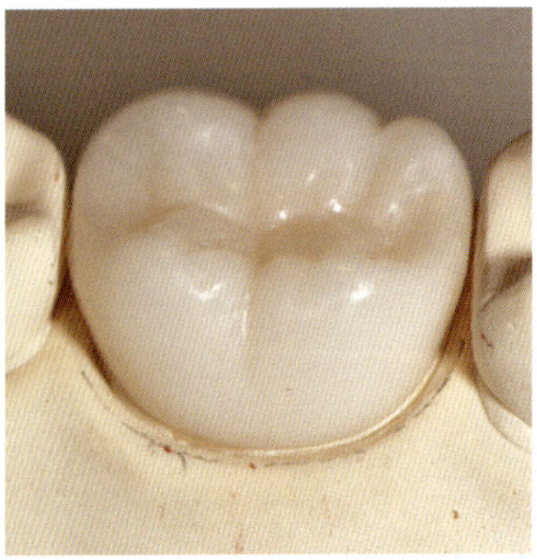

표시와 형태 수정의 계획

치은구에 이르는 마진부로부터 치은연까지의 대강의 깊이를 표시한다.

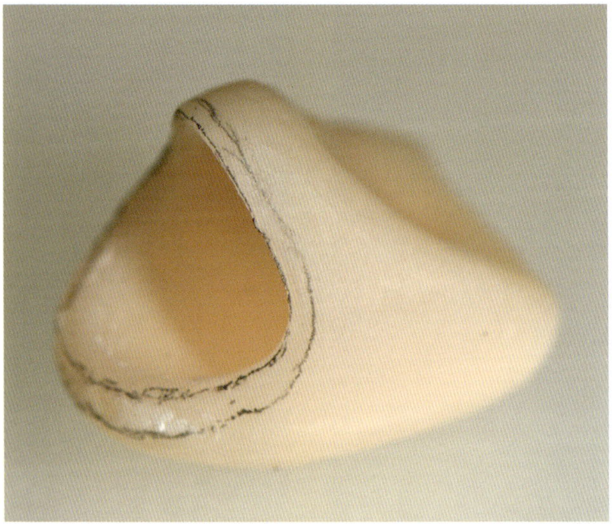

약간 크게 만들어져 있는 provisional restoration용 레진에 의한 crown.

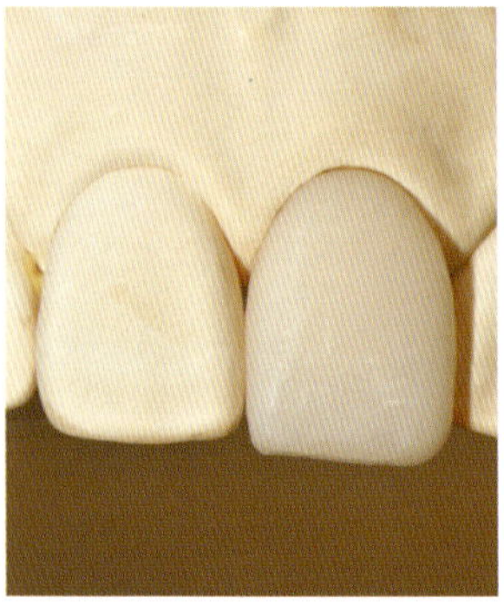

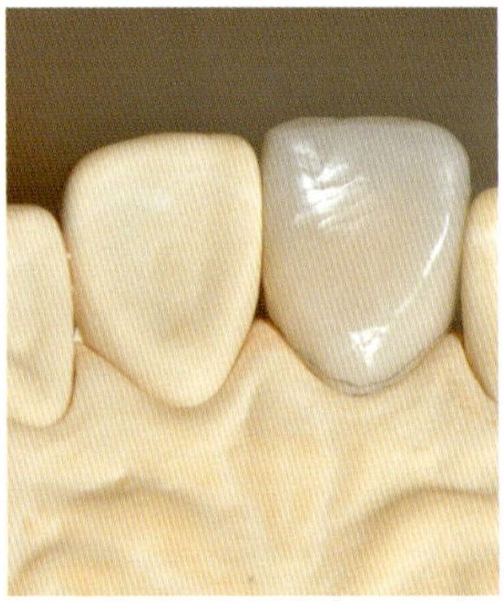

Crown의 전체 360°에 걸친 emergence profile의 조정은 압배사에 의해 외측으로 이동한 유리치은의 각도를 한계 각도로 하여 시행한다.

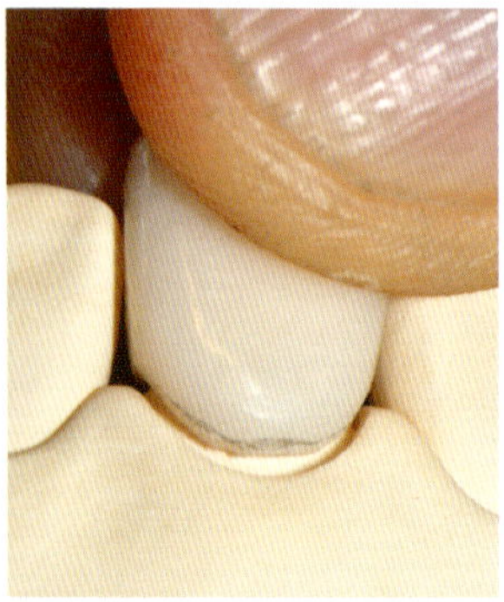

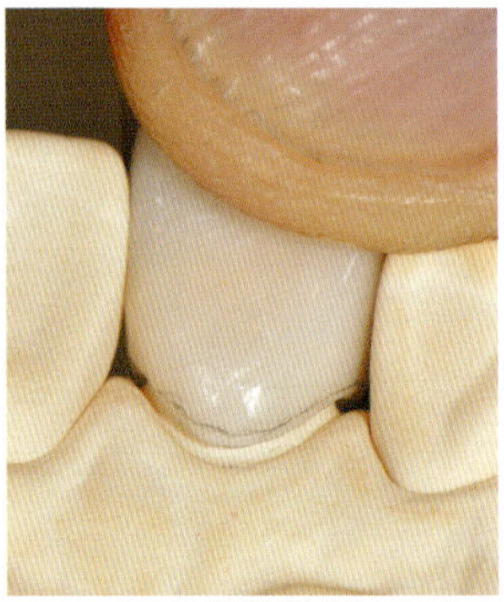

자연치의 절단면으로부터 3mm 위치에서의 중앙부의 두께는 약 2.7mm이다.

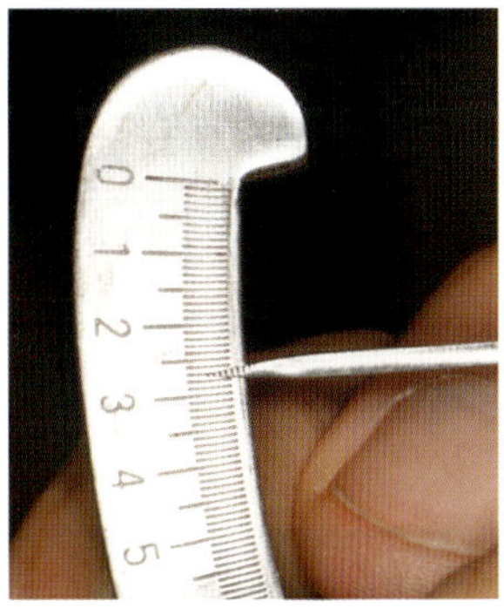

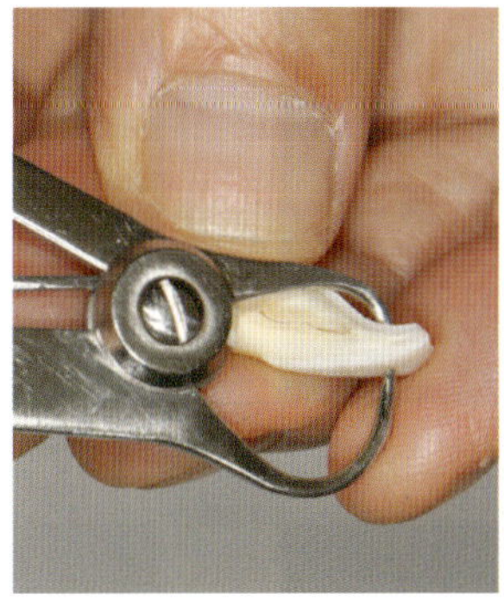

Provisional restoration의 수정 전 두께는 4mm에 가까우며 여기에서 형태를 수정한다.

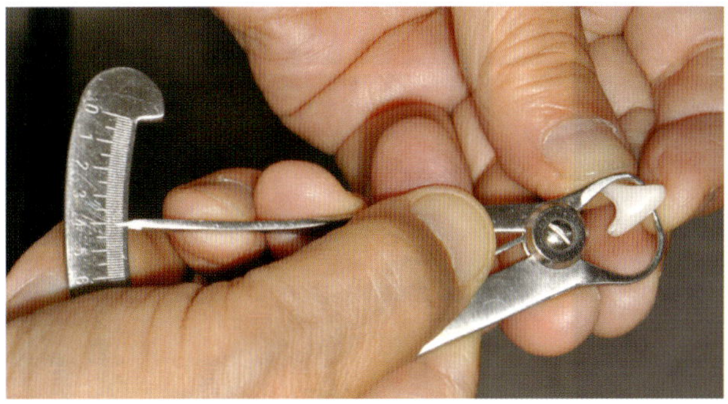

Emergence profile의 형태 수정

치근의 인접면, 순설 중앙부 부근의 concave 영역으로부터 치관으로 이행하는 부분의 contour는 수복치 고유의 적절한 완성 각도를 부여하는 것에 의해서만 생물학적 tissue retention을 확보할 수 있다.

적절한 인접면의 emergence profile, 거기에서부터 transitional line angle 부위로 이행하는 영역이 crown 수복치의 생명선이므로 critical area라고 불린다.

우선 치관 외형을 부여하는 것으로부터 시행하는데 최적으로 하는 것은 emergence profile의 조정이며 그 초반의 각도가 외형 전체의 가이드가 된다.

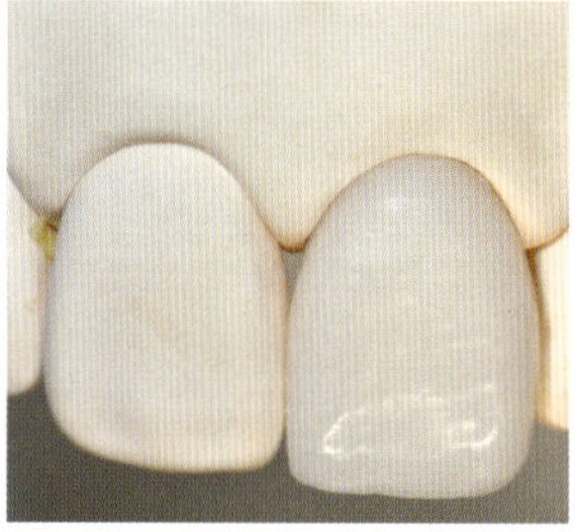

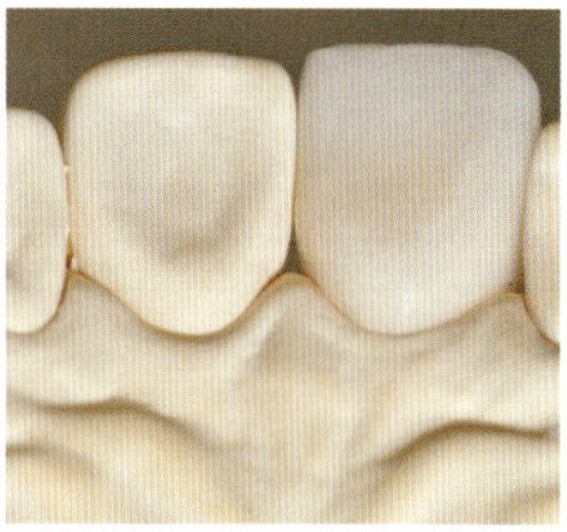

Emergence profile 제1스테이지의 형태 수정. 여기에서의 emergence profile의 조정은 작동 손가락에 의해 잡고 있는 핸드피스의 각도를 바꾸는 것이 아니라 기본적으로는 작업물의 방향을 바꾸는 것에 의해 전진해 가도록 한다. 정확하게 형태를 만들기 위해 올바른 손가락 사용, 유지, 지지, 파지가 필요하다.

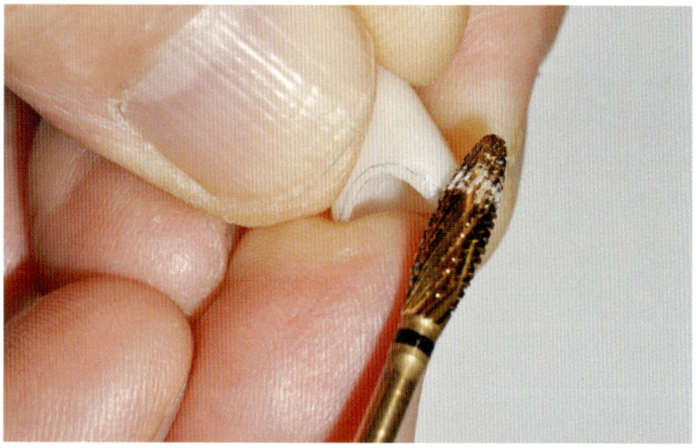

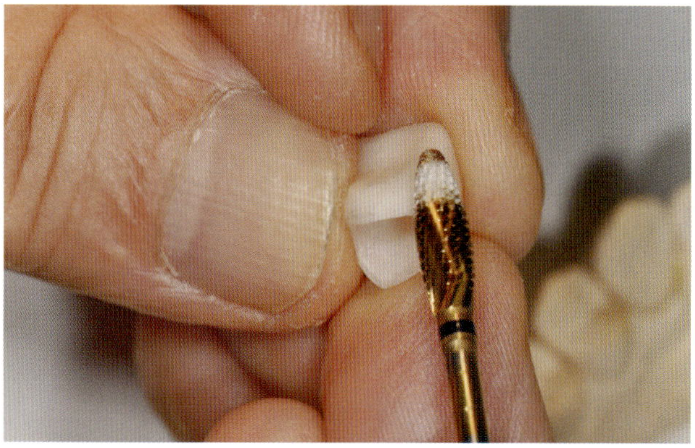

치근의 인접면, 순설 중앙의 concave 영역으로부터 치관으로 이행하는 emergence profile의 완성 각도와 거기로부터 transitional line angle 부위에 이르는 contour는 crown 수복치의 생명선이다.

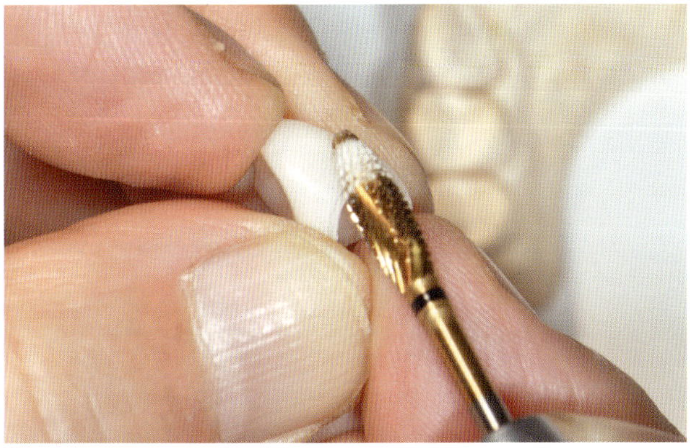

Crown bridge의 주요 요건 중 하나인 '치은과 치은구의 보전'을 획득하는 데는 emergence profile이 근본이 된다.

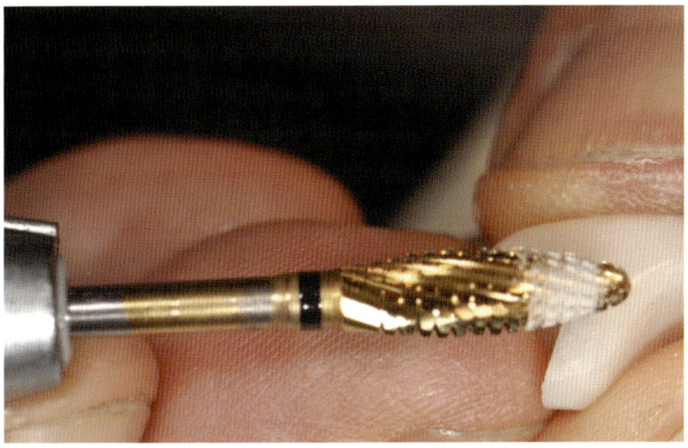

Emergence profile 제1단계의 조정.

Crown의 전체 360°에 걸친 emergence profile 초반 각도의 조정이 종료된 상태. 여기서부터 치관 외형의 삭제 조정을 한다.

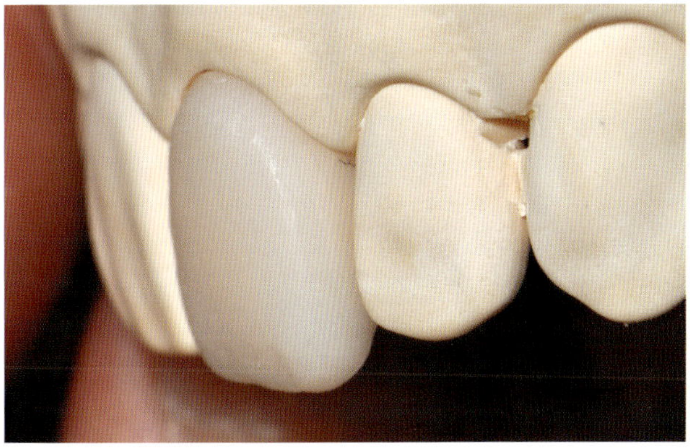

Transitional line 영역의 형태 수정

Cervical peak로부터 인접 중앙부에 걸친 transitional line 영역을 형태 수정하기 위해 근원심의 line angle을 그려간다.

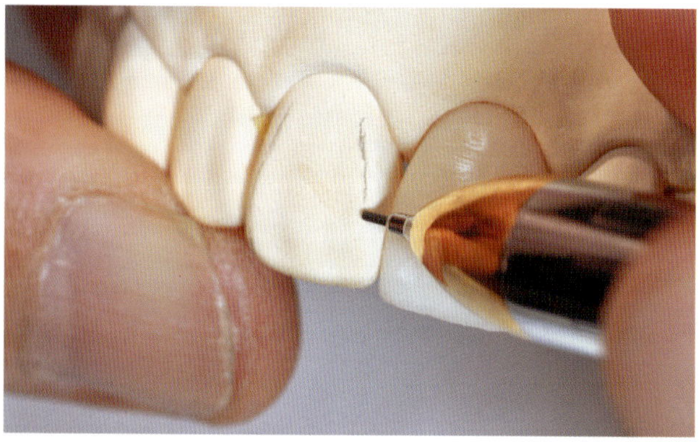

인접치의 관찰 결과를 provisional restoration에 반영, 형태 수정에 들어가기 전에 정면으로부터 뿐만 아니라 전체 방향으로부터 형태 관찰을 한다.

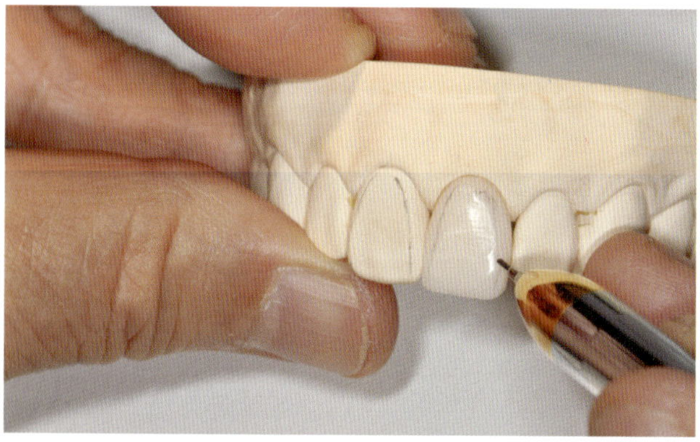

더욱 인접 자연치의 peak를 관찰하고 provisional restoration에 반영시킨다. Three plane concept에 의한 외형 기준에 근거하여 근원심 치경 기준점 및 근원심 중앙 기준점을 인기한다.

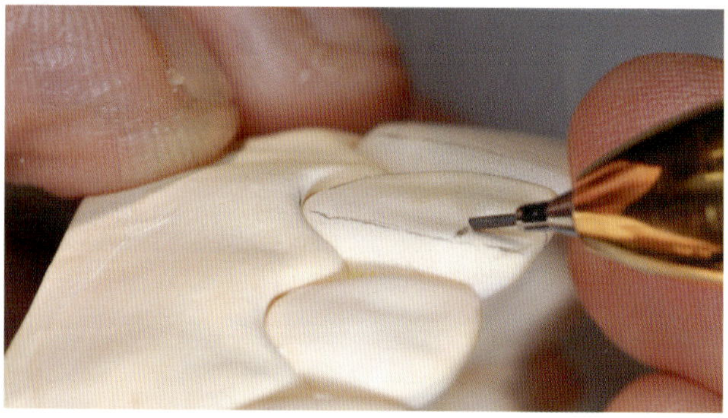

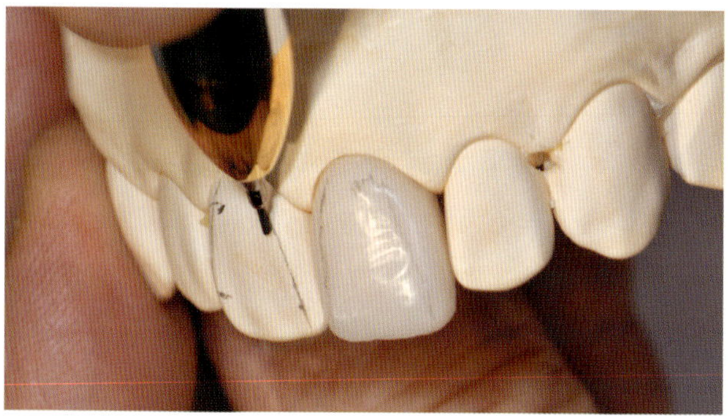

Diamond dresser로 carborundum point의 형태를 정돈한다.

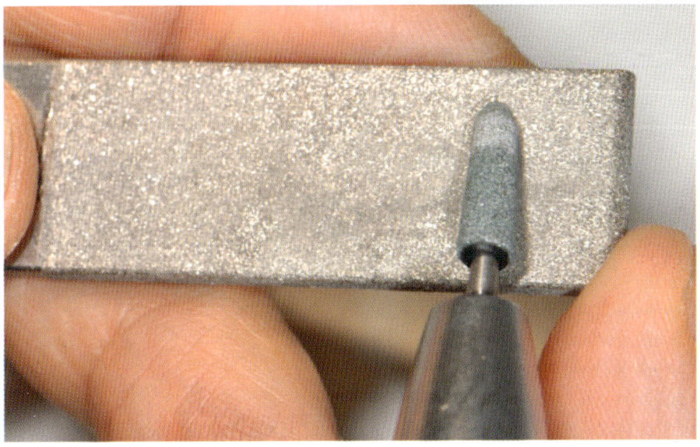

Transitional line 영역의 형태 수정. 치간유두 부위에 걸친 치은과의 형태적인 관계, 치근과의 생물학적인 조화, 그리고 청소성 등을 염두에 두고 조정을 진행한다.

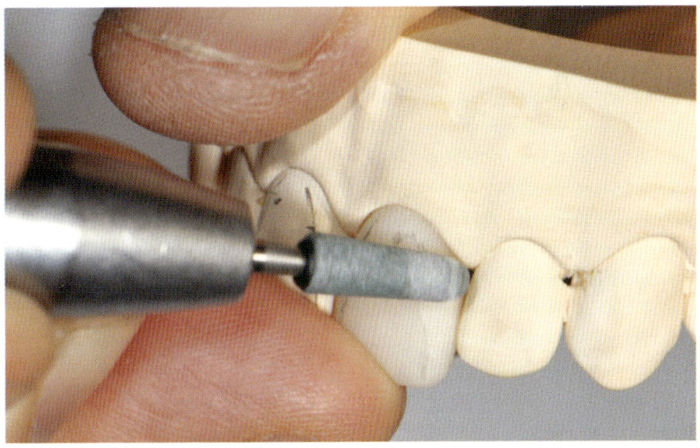

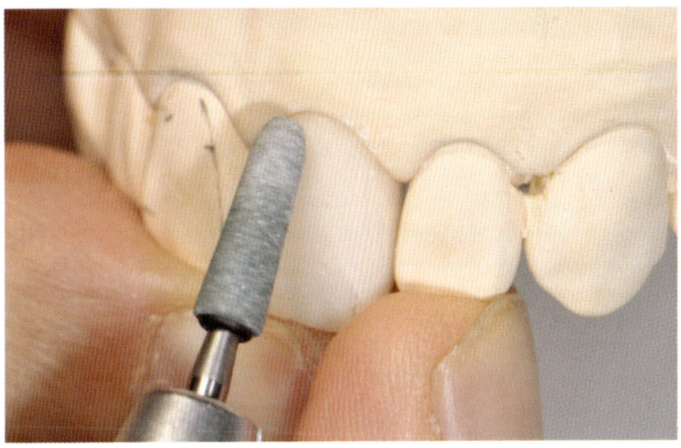

Provisional restoration의 transitional line angle 부위의 형태가 거의 인접 자연치와 조화를 이루고 있다.

절단 방향으로부터 보는 것에 의해 인접 자연치와의 형태적인 조화, 그리고 치은과의 관련도 양호하다는 것을 알 수 있다.

기본적인 치관의 측면 외형은 three plane concept, contour guideline을 근거로 하여 형태를 부여한다.

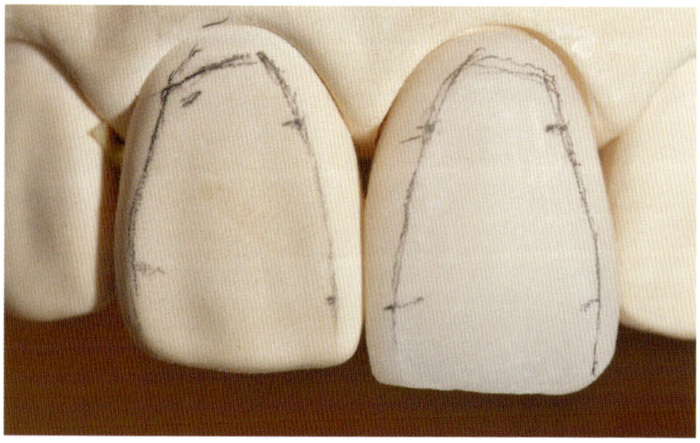

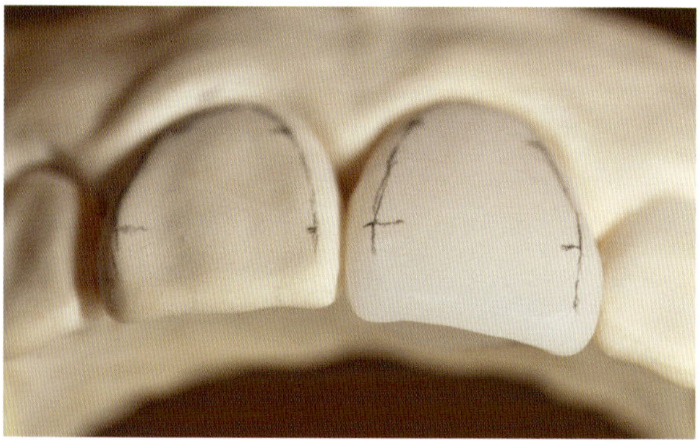

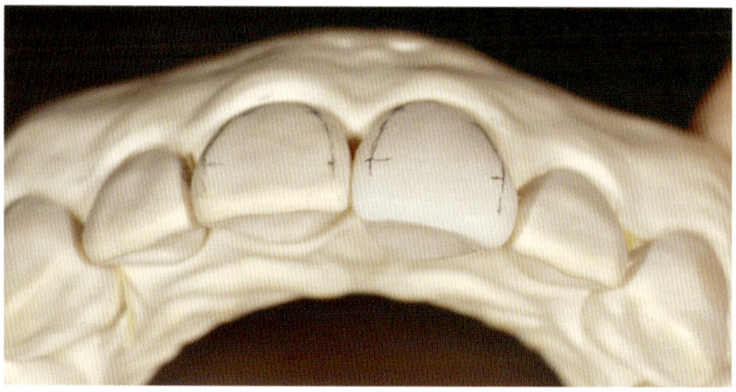

설면의 형태 수정

절단면의 길이, 그리고 인접 transitional line angle을 향하는 절단 우각부를 끝으로 조정하여 서서히 설측 전체의 조정을 하도록 한다.

Occlusal contact는 변연 융선 위에 그리고 설면중앙부에 이르는 스푼 모양의 형태는 혀의 느낌이나 발음 기능을 감안하여 조정한다.

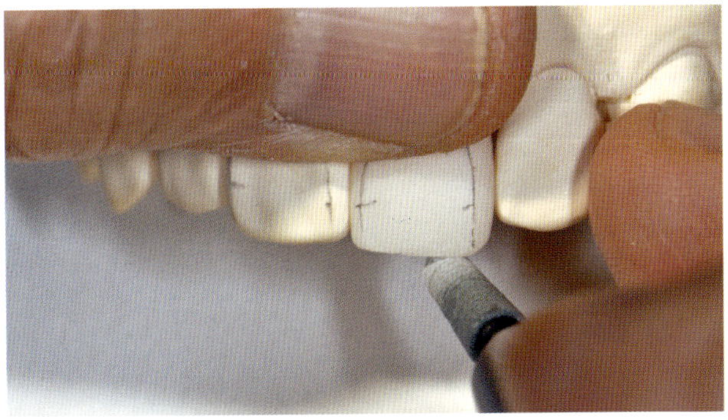

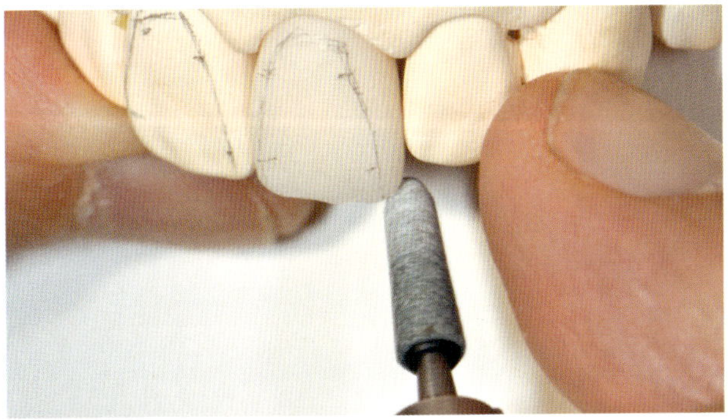

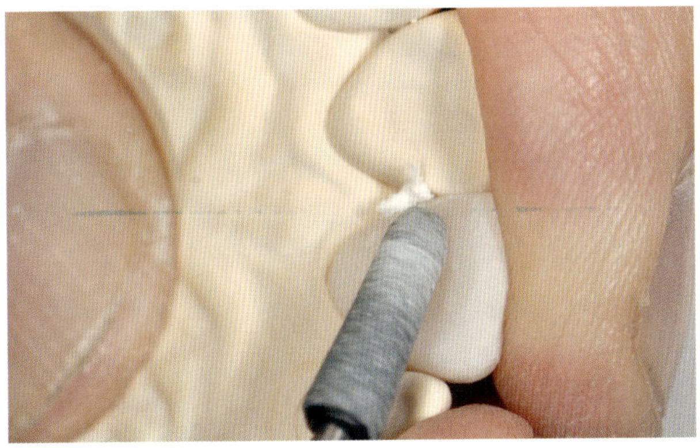

충분한 두께를 얻지 못하고 얇아지기만 하는 설면(스푼 모양 중앙부)의 삭제 조정, 특히 설면구의 부여에는 충분히 주의해야 한다.

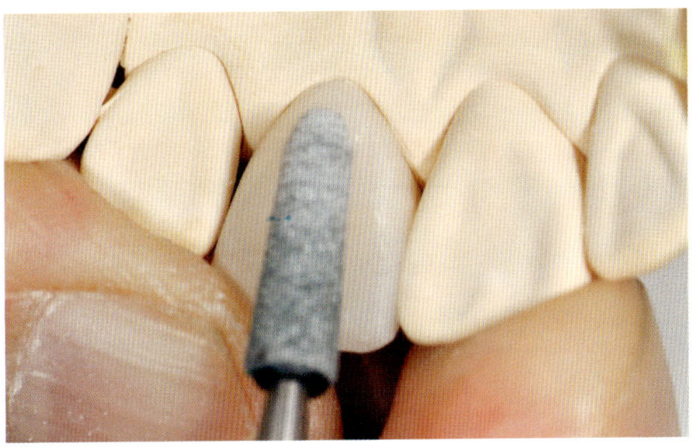

처음에 4mm였던 provisional restoration의 두께는 인접 자연치와 거의 같은 2.7mm가 되었다.

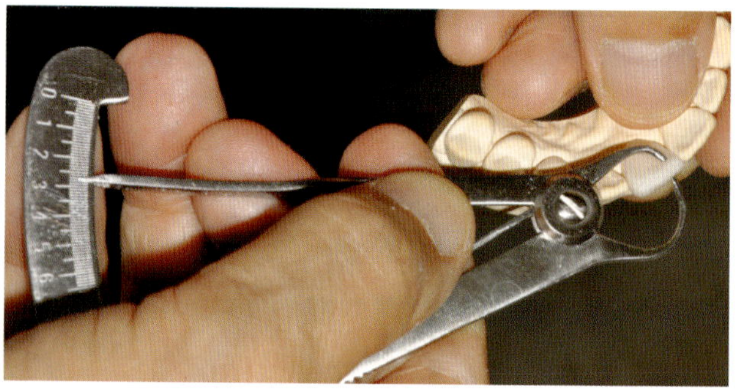

설측에서 오버되어 있는 traditional restoration line angle 부위를 표시한다.

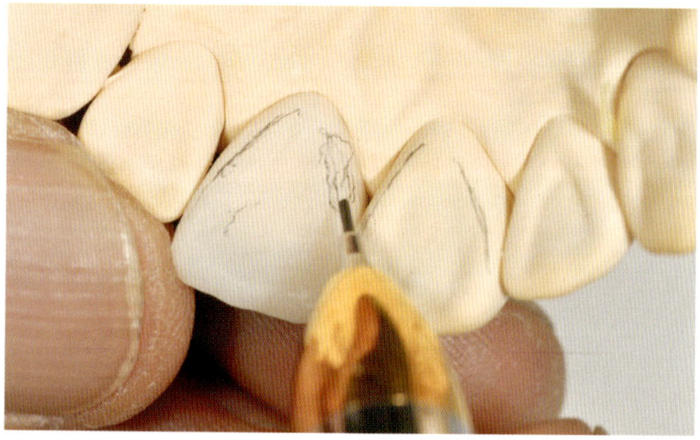

이 단계에서는 수복물의 최종 형태를 생각하면서 조정한다.

지대치와의 관계에 있어서 재료의 두께에 주의해야 한다. 너무 많이 삭제한 부분의 레진을 추가하는 것은 시간이 많이 걸리므로 여기에서의 신중한 작업은 결과적으로 chair time의 절약으로 이어진다.

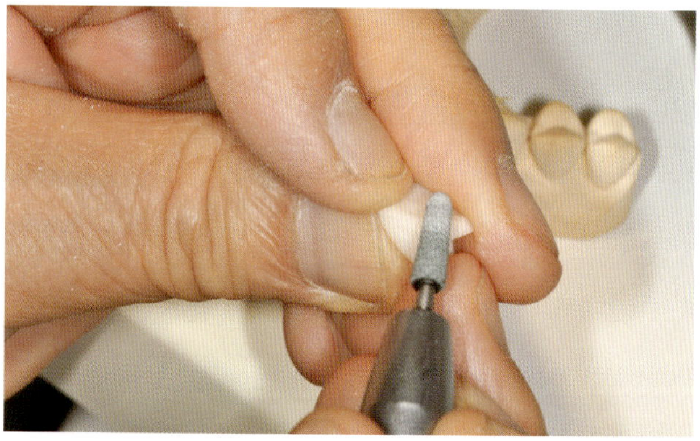

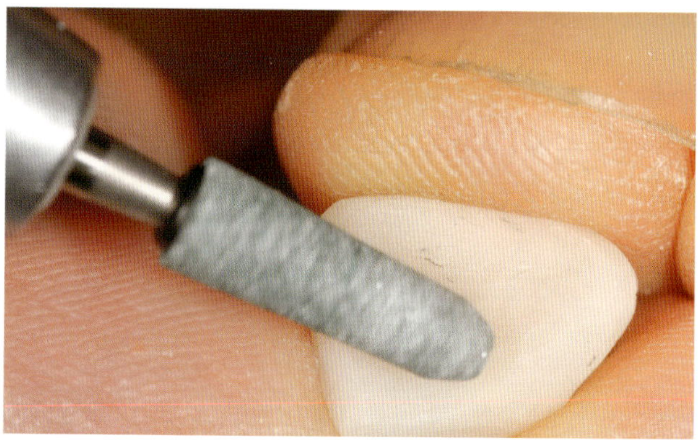

원심절단부에 이르는 각도를 만드는 방법(상부 고형공극)은 심미적으로 중요한 것이다.

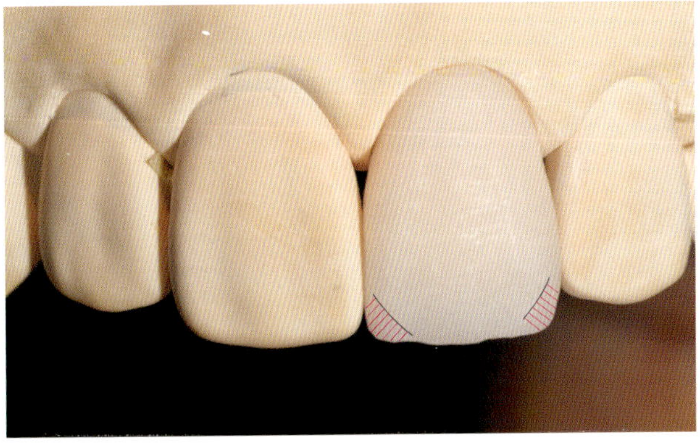

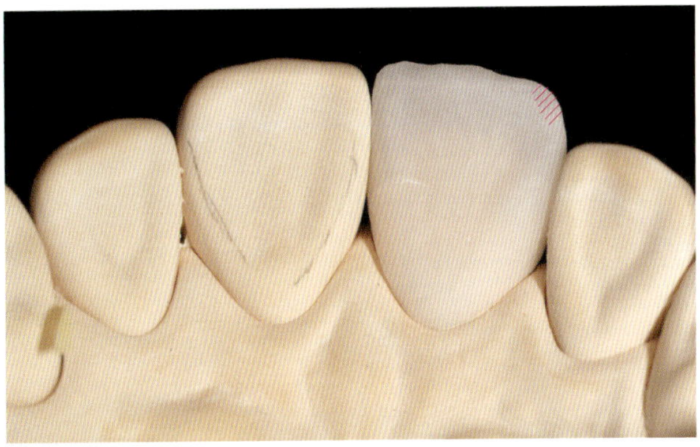

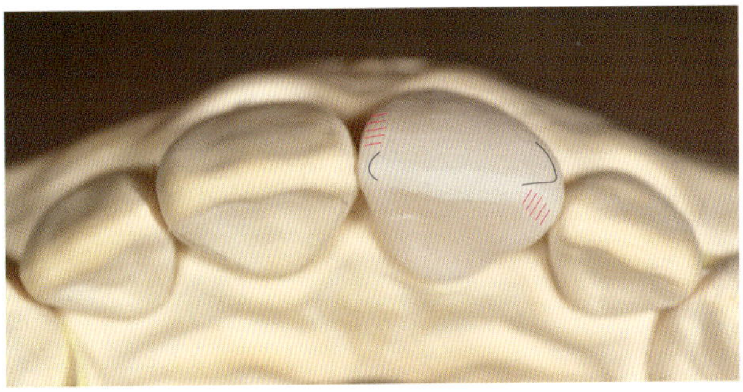

치관의 중앙 측면과 치은 철부의 표면은 이어진 선 위에 있다. 이 라인을 contour line이라고 한다. 비교를 위해 좌측에 자연치를 배열하였다.

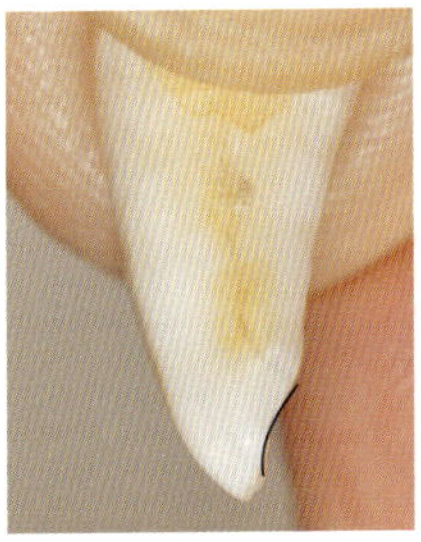

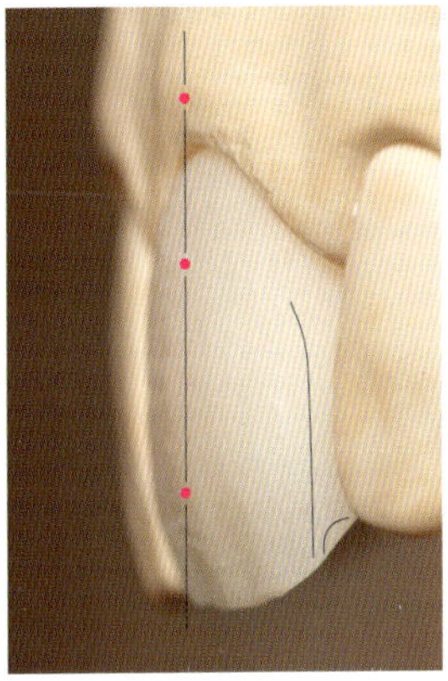

Tissue retention은 emergence profile 전체 360°에 걸친다. 최종 연마 전에 provisional restoration을 구강 내에 시적하여 신중하게 조정해야 한다.

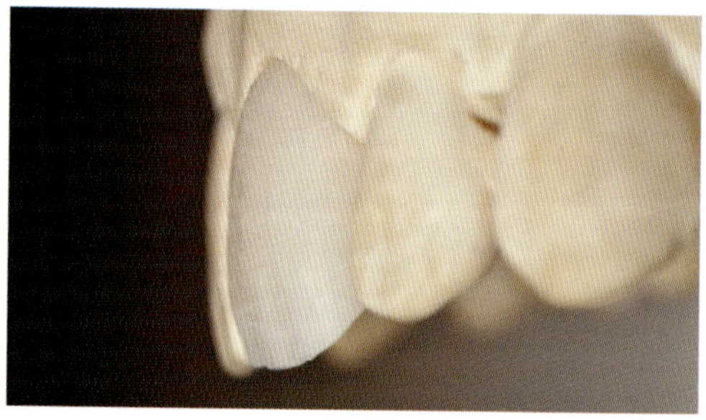

연마하기 전까지의 모형 위에서의 형태 수정은 2% 정도 크게 하지만 생물학적 및 생리적 조정은 구강 내에서 한다.

심미적으로는 정면에서 보는 것뿐만 아니라 측면, 그리고 절단 방향으로부터 관찰하면서 시행하는 상부 고형공극의 조정이 중요하다.

화살표는 transitional line angle(critical area)을 나타낸다.

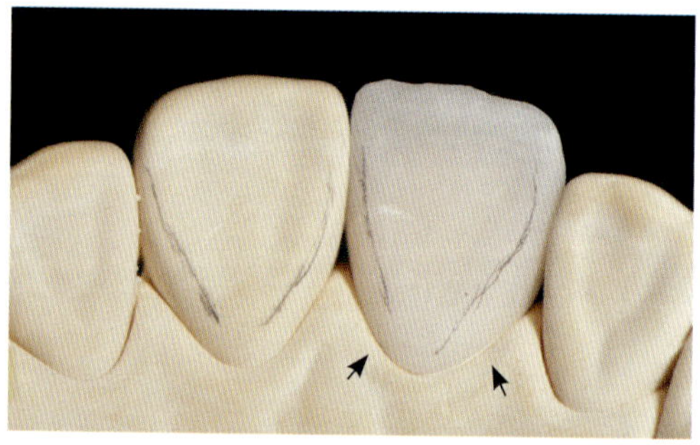

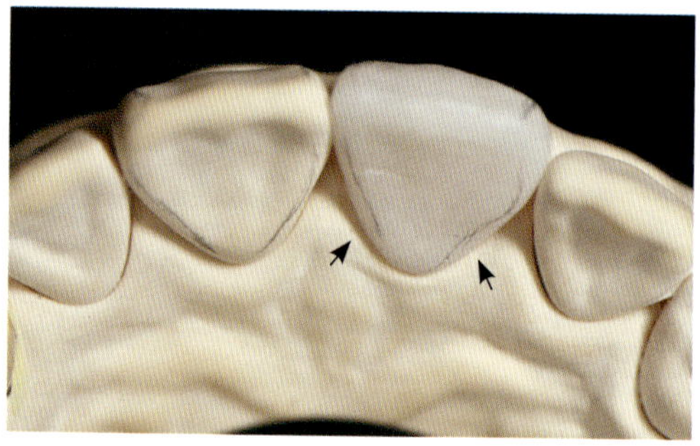

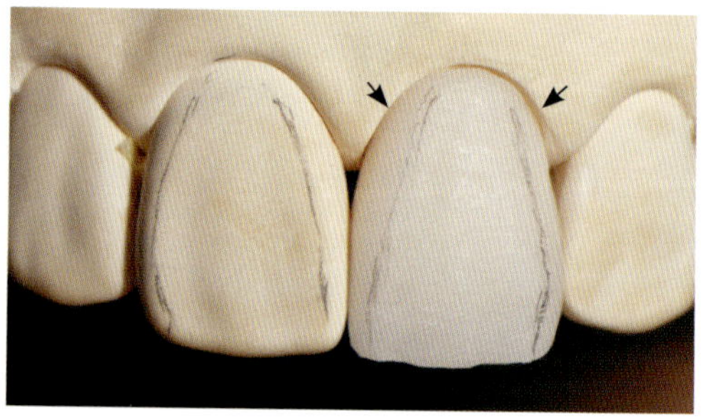

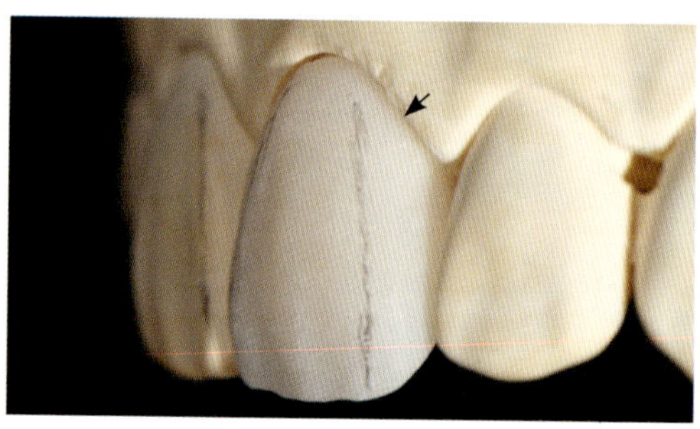

연마를 끝낸 provisional restoration. 연마 과정에 대해서는 102페이지 이후를 참조한다.

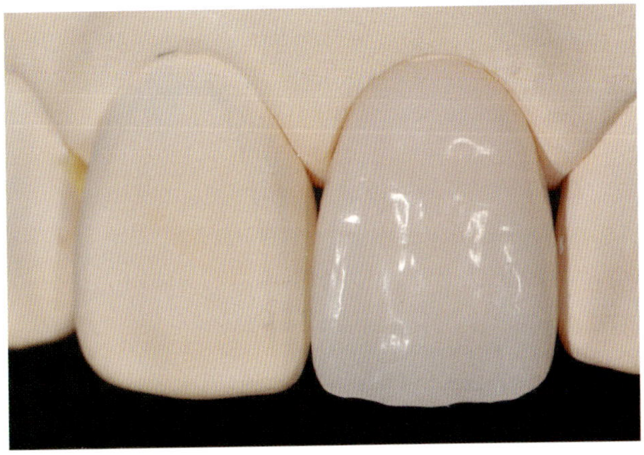

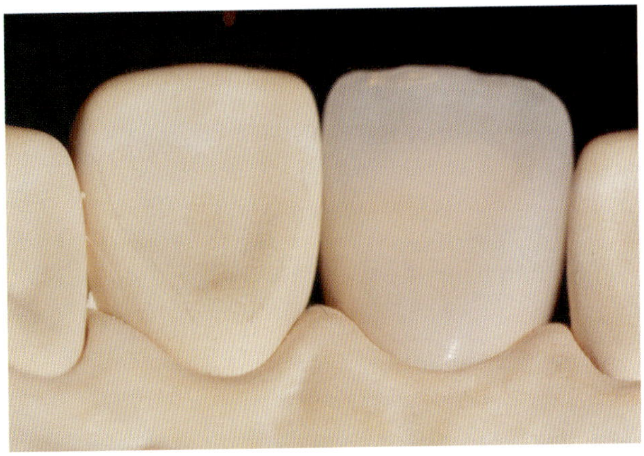

Provisional restoration은 수복 방법을 선택하기 위해서도 빼놓을 수 없는 중요한 과정이다.

수복 방법을 결정하였으면 사용 재료의 구성에 대한 계획에 들어간다. 그것은 생물학적·기능적·심미적 그리고 수복물로서의 구조역학적 강도의 보증 등을 생각하는 것이다. 구체적인 증례를 Part 5(107페이지 이후)에서 보기 바란다.

수복 방법이란 '거기에 있어야 하는 모습을 거기에 재현하는 것'이다. 거기에 있어야 하는 모습을 알기 위한 근본이 provisional restoration인 것을 밝혀 두고 싶다.

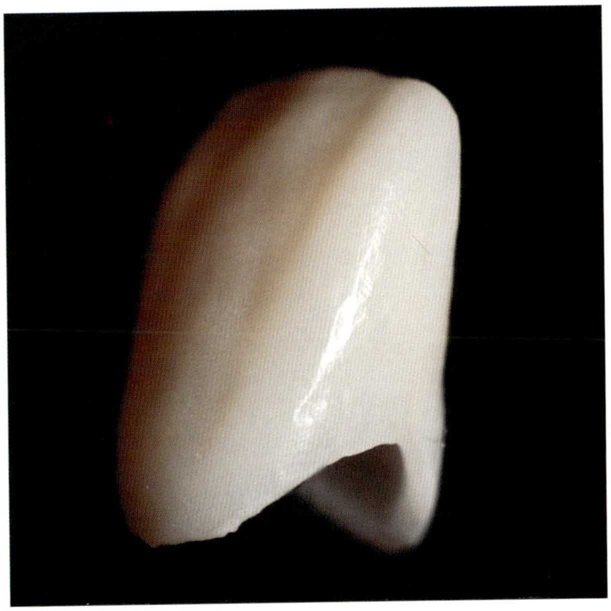

단관의 연마

단관 및 연결치의 provisional crown의 연마(여기에서는 인접부의 연마)에 사용하는 기자재.

좌측으로부터 Dura-Polish, 실리콘 PB8호, Provimaster Dia, 실리콘 PB13호, SHOFU Pivot brush, Deerskin buff(CHAMOIS WHEEL), Dura-Polish Dia(Deerskin buff는 Tagaya 제작소, 그 밖에는 모두 SHOFU).

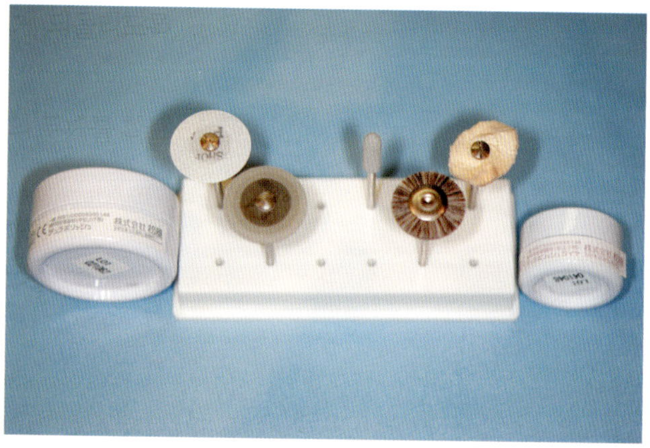

실리콘 포인트(실리콘 PB13호)를 사용하여 인접부로부터 치경부에 이르는 곳(emergence profile)을 매끄럽게 조정한다.

그때 carborundum point 등으로 형태 수정한 기본적인 형태(각도)는 손상시키지 않도록 주의하면서 연마한다.

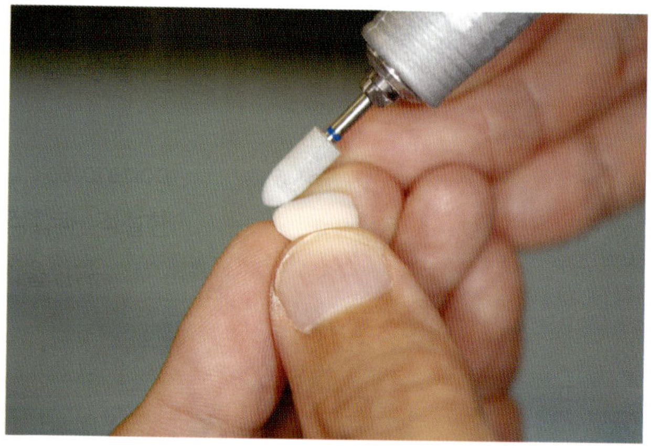

Pivot brush로 Dura-Polish를 포함시켜 횡주하는 순면구, 종주하는 순면구(concave)와 융선(convex), 그 세부의 조정을 하면서 마무리 연마를 한다.

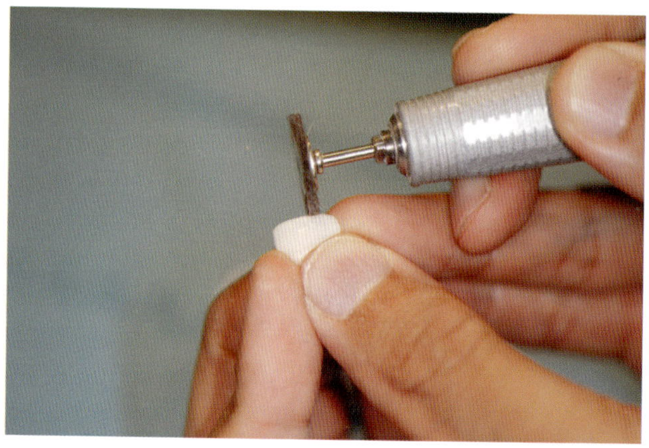

설면의 변연 융선, 그리고 설면 융선과 설면구는 carborundum point로 형태를 만들고 있다. 그 형태를 손상시키지 않도록 하여 Dura-Polish를 포함한 pivot brush의 각도나 엔진의 회전속도를 적절하게 조정하면서 연마한다.

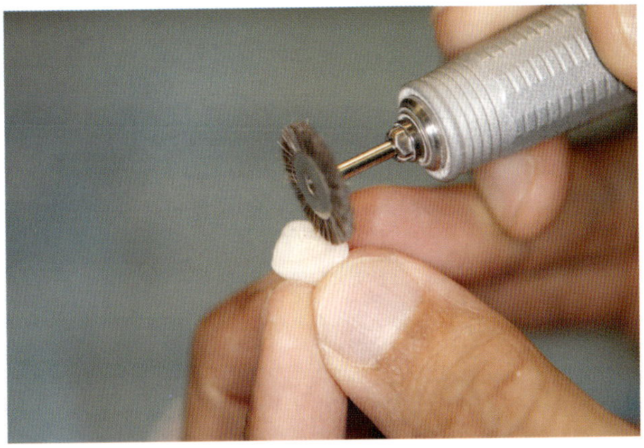

마지막으로 Dura-Polish Dia를 포함한 SHOFU felt wheel #1602에 의해 인접치와 조화되는 사상면(仕上面)이 되도록 연마한다.

Emergence profile은 예외 없이 윤택한 면으로 하는 것이 필수 요건이다.

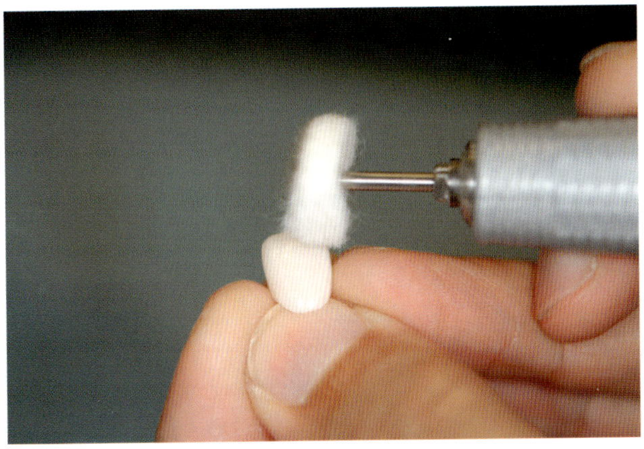

연마를 완료한 provisional crown을 모형으로 장착한 상태. 그 후 구강 내에 시적하여 장착 전 최종 확인을 하여 필요하면 조정한다.

말할 것도 없이 provisional restoration은 최종 수복물의 생물학적·생리적 및 심미적 요구를 보기 위한 것이다. 따라서 수복치료 성패의 근본이 되는 provisional stage야말로 치과의사의 평가 기준치로서 생각하지 않으면 안 된다.

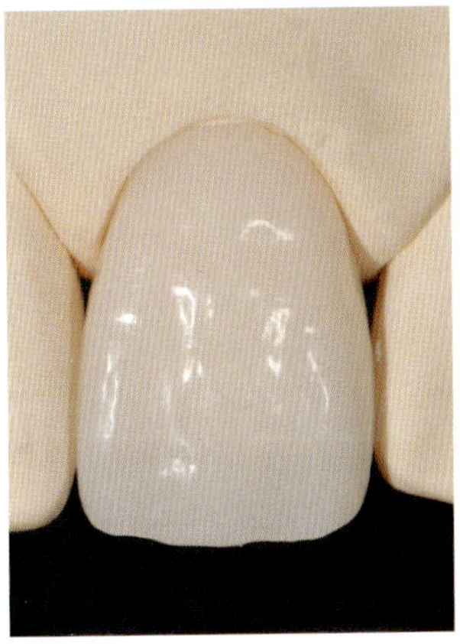

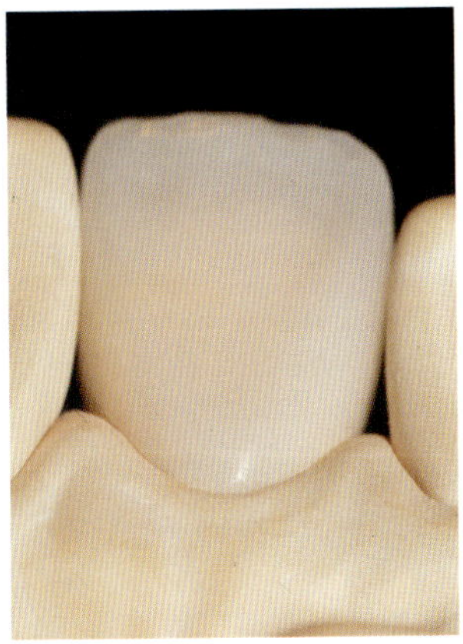

연결치에 있어서 인접 연마

본 서는 단관의 provisional restoration이 테마지만, 연결치에 대해서도 생각해 두는 것으로 인접면의 연마를 알 수 있으므로 순서를 서술한다.

Dura-Polish를 포함한 SHOFU Pivot brush의 각도를 치관 외형에 따르도록 하면서(엔진의 회전속도는 적절히 조절) 연마한다.

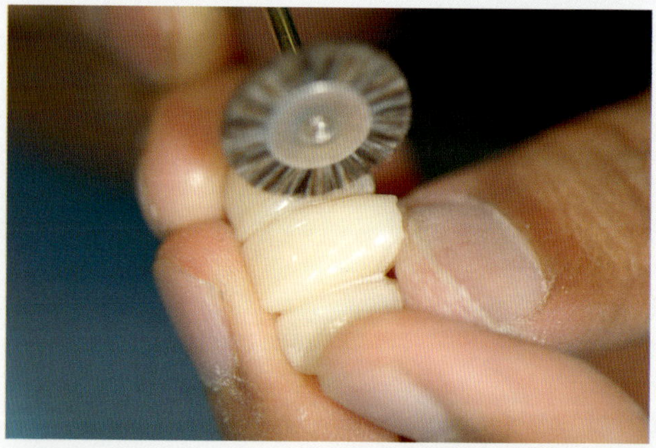

Pivot brush로 연마한 후 Dura-Polish를 포함시킨 녹비(deerskin)로 연마한다.

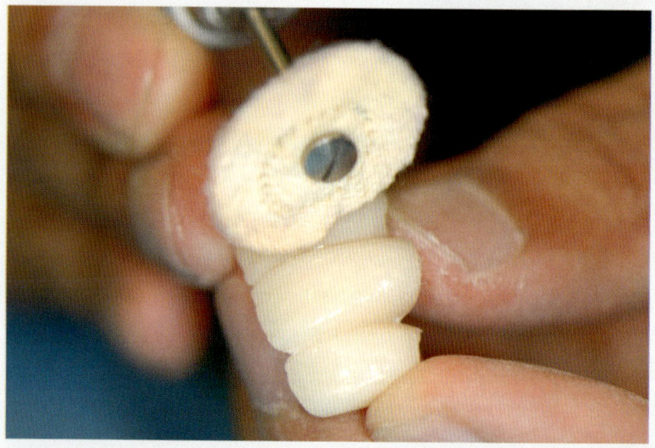

Provimaster Dia, 및 Diamond Dresser로 구해야 하는 고형치간공극의 형태에 조절한 실리콘 PB8호를 사용하여 연결부의 형태를 수정한 후 연마작업에 들어간다.

Dura-polish Dia를 포함한 SHOFU felt wheel #1602에 의해 마지막으로 광을 내도록 연마를 한다.

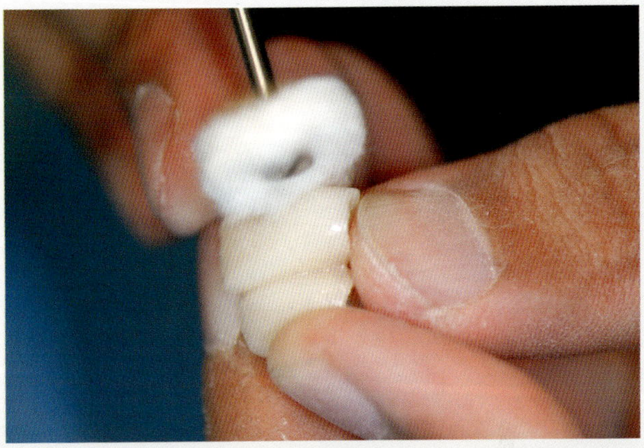

인접연결부의 연마가 종료된 상태.

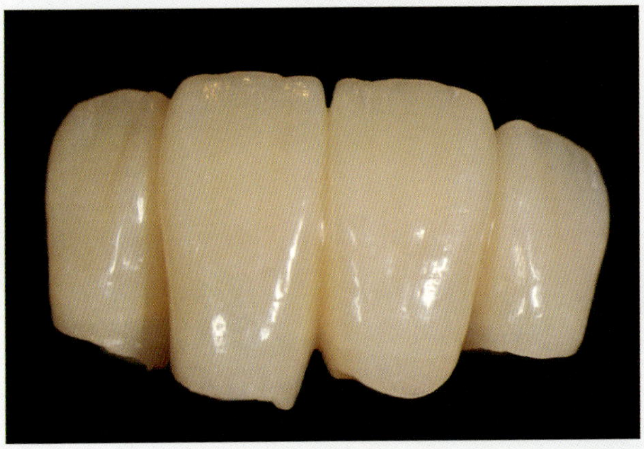

Part 5

증례로 보는 provisional restoration

Provisional restoration에는 다양한 사용 방법이 있는데 여기에서는 일반적인 provisional restoration을 사용한 예로서 생물학적 해결을 도모한 것, 심미성을 회복한 것, 턱의 기능 조화를 도모한 것 등의 임상 예를 제시한다.

환자: 39세 여성. 주소: #21의 우식 처치

1구강 단위에서 검사를 시행했을 때, #17, 16에 우식이 나타났으므로 재치료를 계획했다. 치주조직에 문제는 없으며 전신질환도 없다. Caries risk도 낮고 악관절도 정상이다.

초진 시 #17, 16 사이에는 식편압입이 보이며, #16 원심부의 crown 마진 부근으로부터 우식이 진행된 것이 나타난다. Crown의 교합면에 천공이 있으며 변연융선 형태는 불량이다. 인접하는 #17의 근심면에도 상아질에 달하는 우식이 나타난다.

구강 내에서 직접법에서 #16의 provisional restoration을 제작한다. 우선은 진단용 wax-up을 시행하였다.

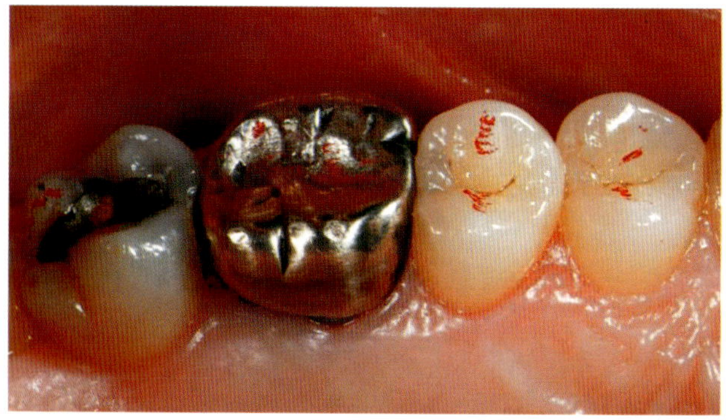

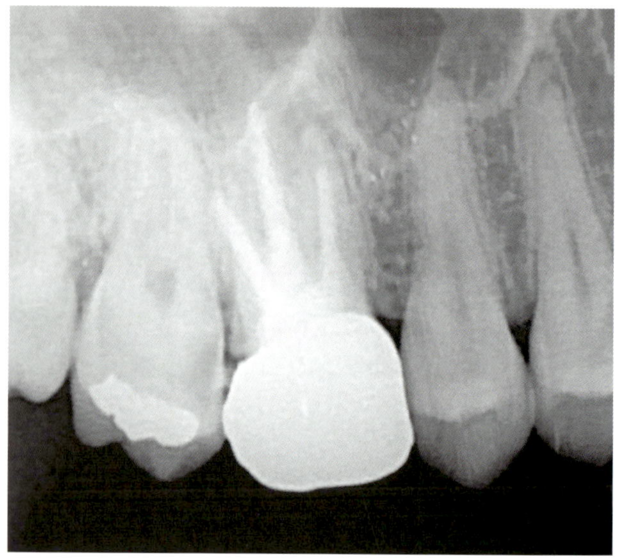

진단용 wax-up

치료 전의 #16 crown은 협측면 중앙 부근이 밖으로 튀어나와 있으며 근원심 모두 인접치와의 조화가 이루어진 고형치간공극을 얻을 수 없다.

특히 설측전위였던 #15와 거의 정위치의 #17과의 조화를 취하기 위해 상악 제1대구치의 형태적 특징인 근심 협측 우각이 튀어나온 것을 강조하여 원심 협측 우각도 부풀려 협측 고형치간공극의 형태적 조화를 도모할 필요가 있다.

교합면에 관해서는 교두 전개각이 크며 중심와가 얕으므로 내사면이 협설측 모두 패인 면이 되어 버려 교합접촉면이 넓어서 이른바 면접촉이 되고 있다.

이상을 근거로 하여 보면 교두의 위치를 설측 방향으로 수정하고(치열의 연속성의 개선), 융선 형태도 내사면을 튀어나온 면으로 하는 것으로 안정된 교합접촉관계를 부여할 수 있다.

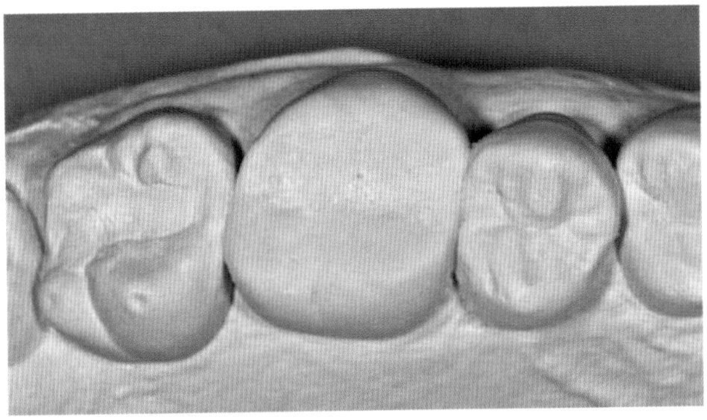

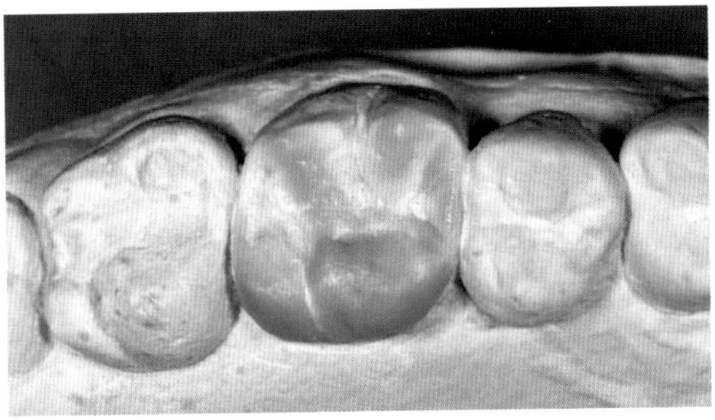

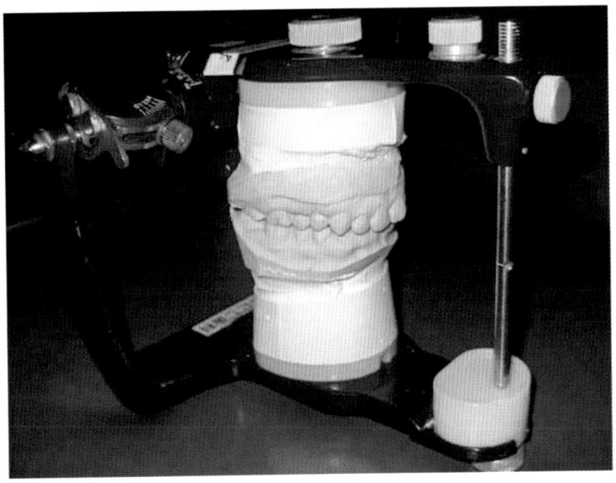

Metal-crown의 제거

#16 원심부로부터 우식이 크게 진행되고 있는 것을 알 수 있다. 지대치 형성을 보면 설측은 제1축면이 치아의 장축 방향에 대해 너무 똑바로 서 있어 협설측 축면 모두 삭제량이 적다.

교합면에 대해서도 삭제량이 확실히 부족하다. 변연융선부의 삭제도 적은 것으로부터 crown의 두께가 부족하여 spillway를 부여할 수 없으므로 plunger cusp가 생겨 식편압입이 일어났다고 추측할 수 있다.

이들 지대치 형성에 있어서 삭제량의 부족이라고 하는 것이 crown 형태에 크게 영향을 주는 것을 알 수 있다.

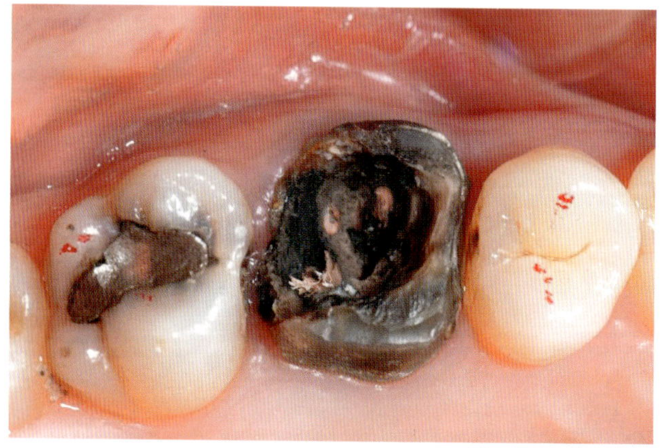

X-ray grid를 사용하여 원심부 치조골정으로부터 건전치질단까지의 거리를 계측한 것, 생물학적 폭경을 침습하고 있는 것을 알 수 있으므로 임상치관길이연장술을 시행하였다.

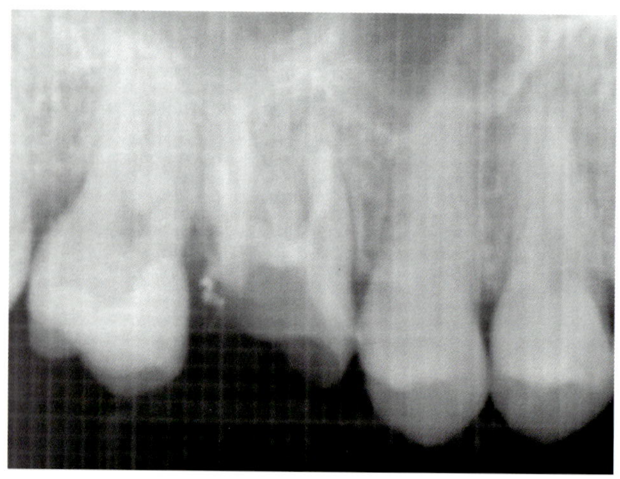

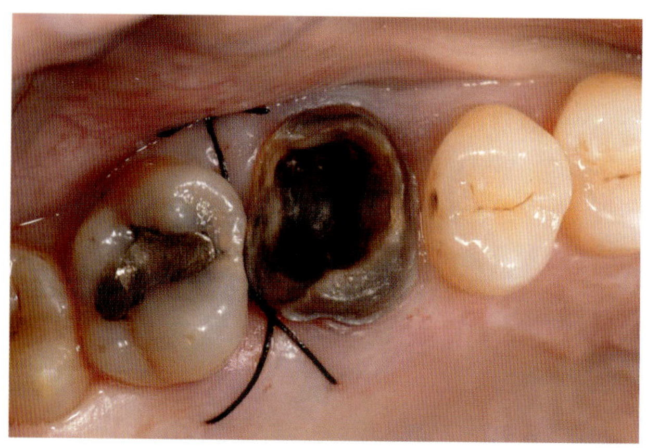

Provisional restoration의 장착과 조정

진단용 wax-up을 사용하여 제작한 provisional restoration에 의해 식편압입은 없어져 청소하기 쉬운 환경이 되었다.

이렇게 치은이 안정되고 근심면 치료가 종료된 상태에서 레진코어 지대 축조를 시행한다. 레진의 열화(劣化)가 나타났으므로 새로운 provisional restoration을 이 형태를 근거로 하여 재제작한다.

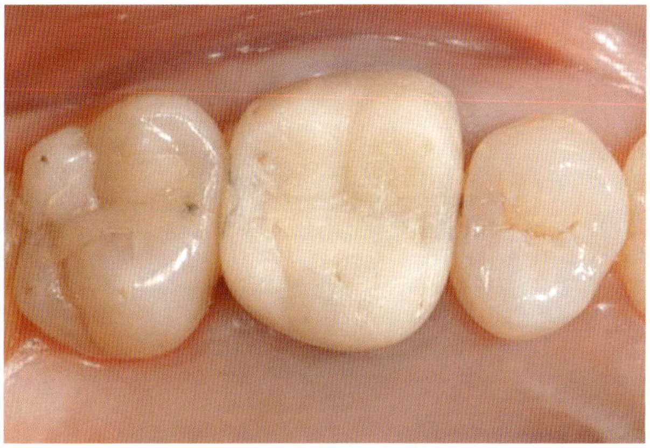

재제작된 provisional restoration. 인접치와의 조화가 이루어져 안정된 교두 대와(對窩)의 교합접촉을 얻을 수 있다. 또한 변연융선 형태도 spillway가 부여될 수 있으므로 음식물 조각의 감입은 나타나지 않는다.

Emergence profile 형태도 적정하게 되어 청소도 쉬워지며 치은은 안정되어 있다.

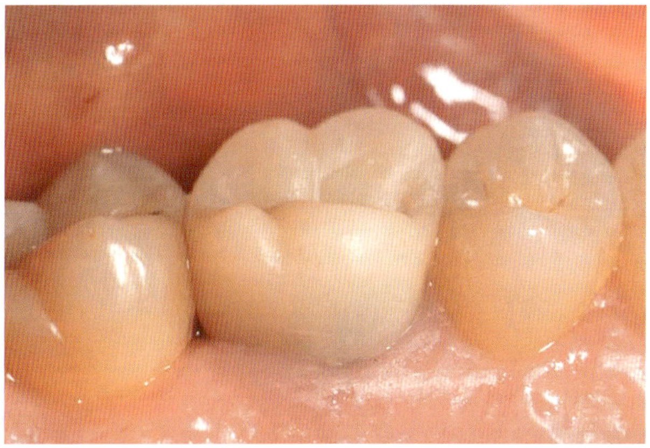

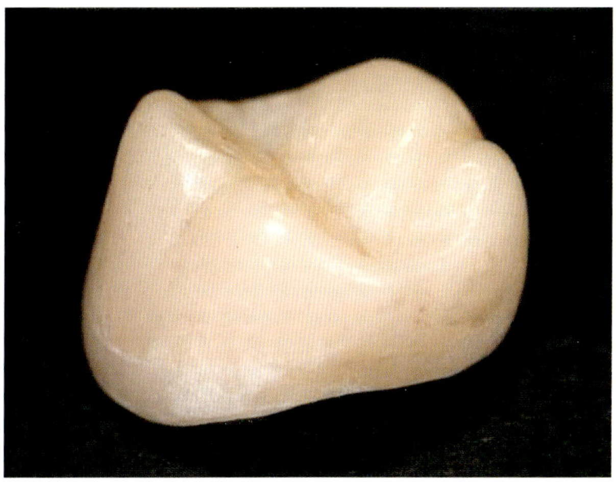

치관 형태가 거의 확정되어 있으므로 provisional restoration을 이용하여 제작한 실리콘 인덱스를 이용하여 삭제량을 확인한다.

Laboratory side에 지금까지의 정보를 전달하여 수복으로 이행한다.

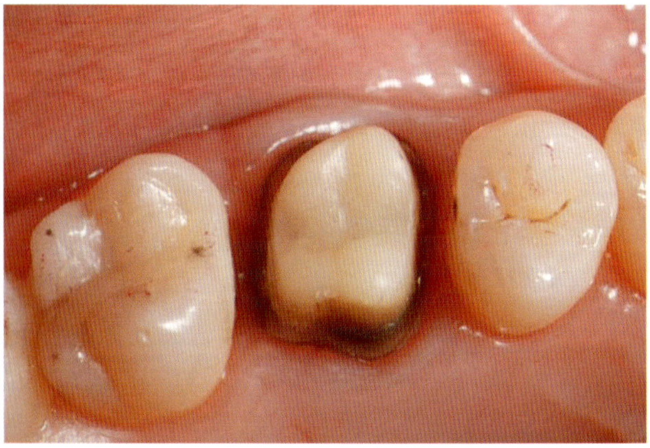

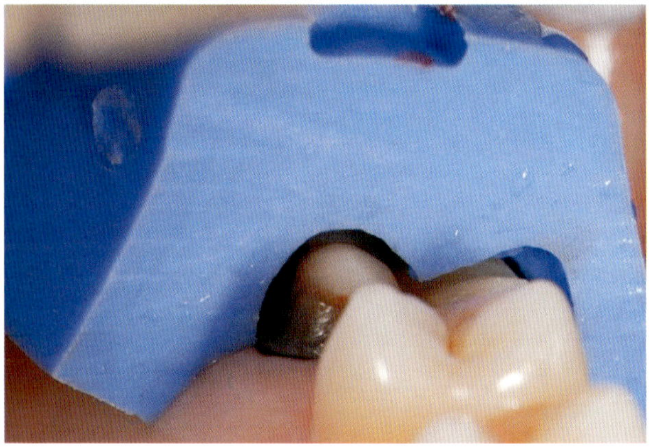

완성된 gold-crown.

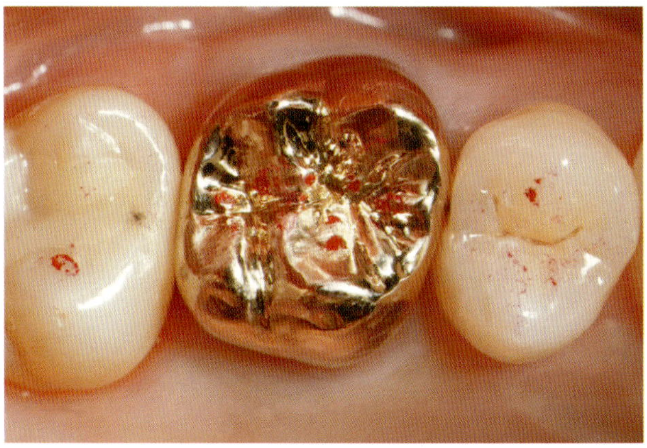

증례 2: 형태를 수정하는 심미성의 회복을 도모한 증례(Kazuo Onishi)

환자: 22세 여성. 주소: #11의 색과 형태가 신경 쓰임

#11은 스포츠 외상에 의해 중학생 때 처치를 한 것으로 보철물의 부적합이나 gingival scallop의 부정이 나타난다.

방사선사진에서 #11에는 근첨 병소가 있으며 육안으로도 치조 점막에 종양이 확인되므로 crown의 재제작과 동시에 근관치료도 필요했다.

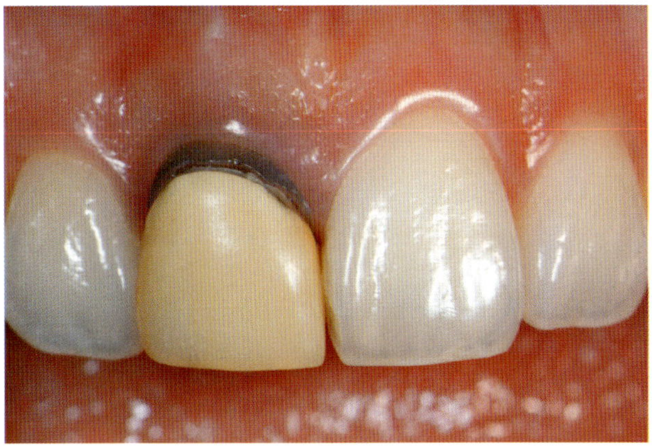

치료에 앞서서 술자 스스로 진단용 wax-up을 시행한다. 처치 전의 crown은 자연치의 형태와 완전히 조화되지 않는 것을 알 수 있다. 또한 gingival scallop을 제거하기 위해 crown contour의 큰 변경이 예상된다. #11, 21 근심절연부의 심미적인 회복을 위해 #21에도 wax-up을 시행한다.

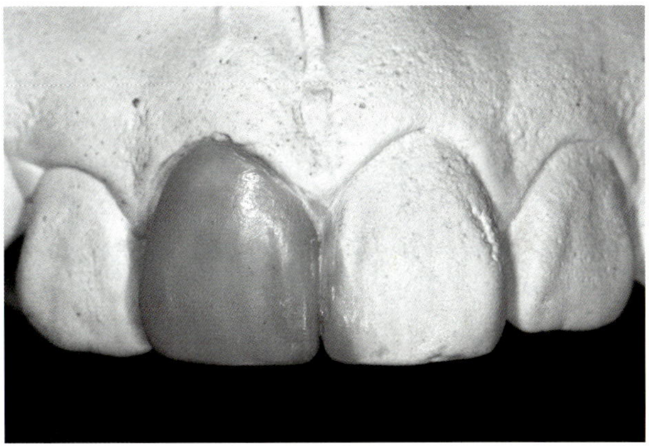

Provisional restoration의 제작과 recontouring

Crown의 제거 후 구강 내에서 provisional restoration을 제작한다. 치은연 위의 안전한 위치에 마진을 설정하여 그 사이에 scaling root planing, 근관치료 등을 시행하여 염증 조절을 도모한다. #11은 약간 설측으로 전위되어 이것이 치경선의 불규칙함을 야기하고 있다고 생각된다.

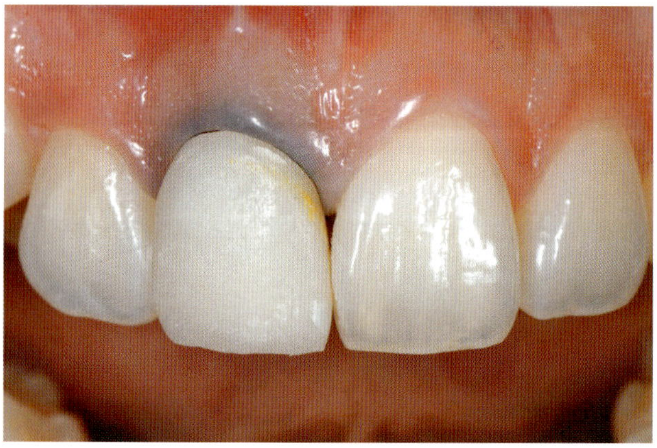

치은의 염증 쇠퇴 후 마진을 치은연 아래로 설정해 간다. 치근의 변색이 치은을 투과하여 보이고 있는데 치근의 whitening은 치질에 손상을 줄 위험성이 있다는 것을 고려하여 이번에는 시행하지 않도록 하고 가급적이면 치은연 아래에 마진을 설정하는 것으로 대응하였다.

이 이후는 어디까지나 provisional restoration에 전해진 형태에 대한 생체의 반응을 보면서 처치하는 것이므로 성급하게 진행하지 않는다.

Recontouring에 있어서는 삭제한 레진면을 표면 처리하여 분리제를 도포한 치면에 즉시중합레진을 첨가한다. 주수하에서 모노머(단량체, monomer)를 씻어내 경화 후 형태 수정에 들어간다.

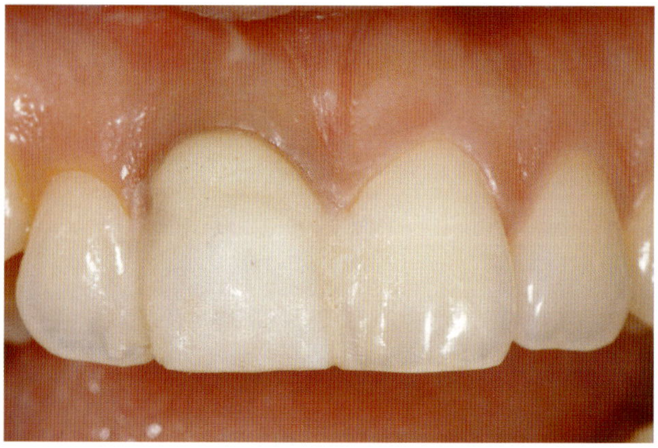

경화 후 마진부와 치은연의 2개 선을 표시한다. 이 라인의 사이가 sub-gingival 영역이 된다. 사진은 치은연 하부 이외의 형태 수정이 종료된 상태이다.

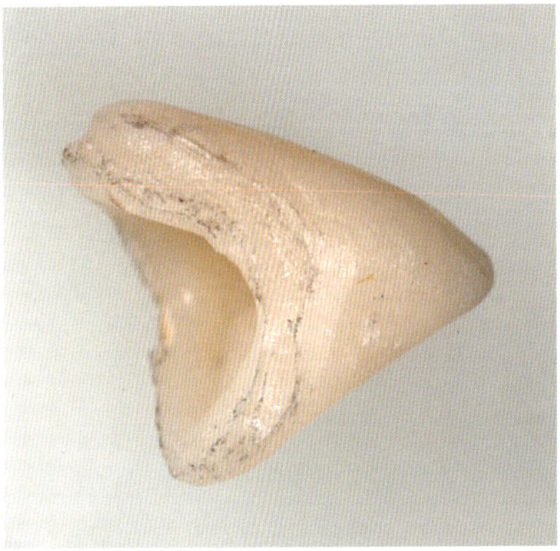

형태 수정이 종료되면 major league device를 이용하여 보철물에 필요한 두께가 확보될 수 있는지를 확인한다.

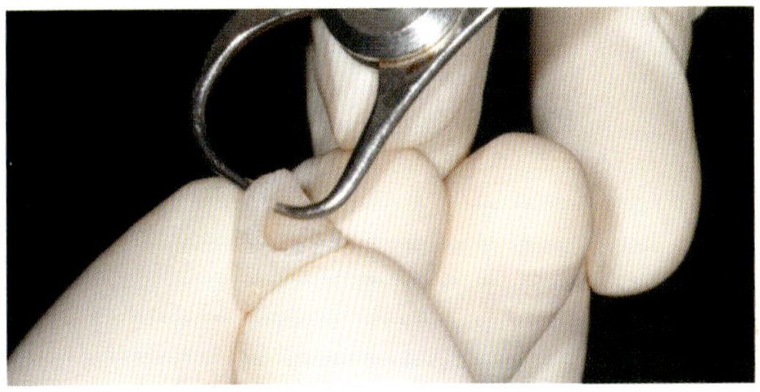

최종 보철물을 상정한 provisional restoration이 거의 완료된 상태. 치은을 너무 찌르지 않고(over contour), 치은이 쓰러지지 않으며(less contour), 치은이 단지 거기에 지지되고 있는 상태가 달성되었다(tissue tension이 얻어진 상태). 치은은 건강한 상태가 유지되며 또한 심미적인 provisional restoration이 장착되어 있다.

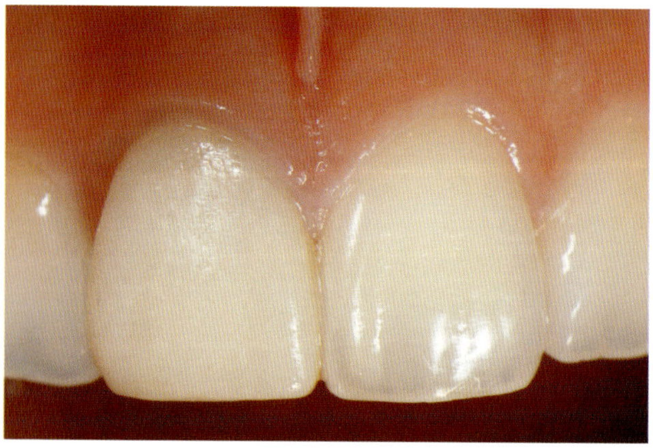

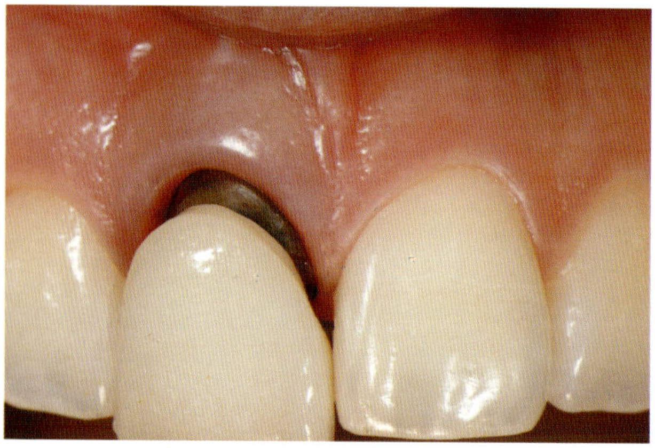

Provisional restoration의 정보를 확실히 반영시킨 zirconia all-ceramic crown에 의한 최종 보철물(Yasuhito Sakita 제작)

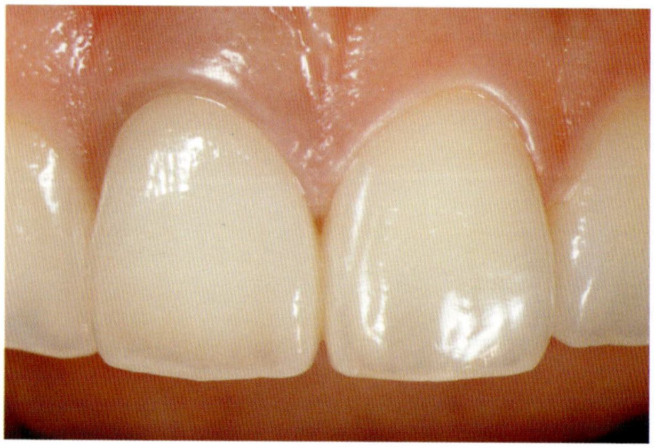

증례 3: 치은의 염증에 대한 대응을 도모한 증례

환자: 40세 여성. 주소: 치실 사용 시의 #36 원심으로부터의 출혈

술전의 #36 상태. 마진은 거의 치은연 위인데 원심부 마진은 치은연 아래에 설정되어 탐침으로 찾으면 치질과 crown 사이에 gap을 나타낸다. #37 근심 인접면에는 아말감 충전 함입과 그것에 의한 치은의 염증은 crown 형태의 부조화에 의한 것이라고 생각된다.

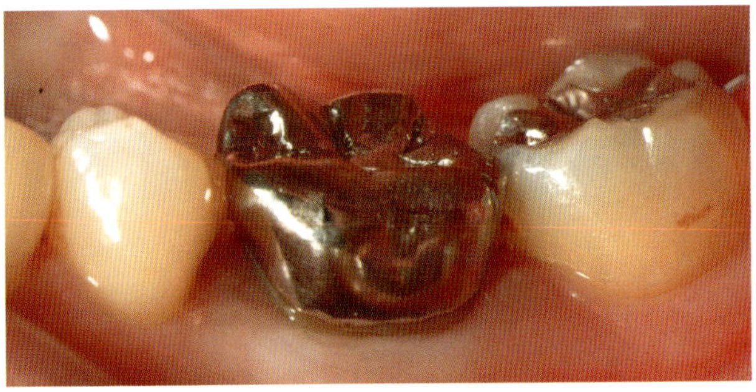

초진 시 하악 좌측 구치부 방사선사진 및 프로빙 수치. #36 metal crown 원심 마진부, 치질과 metal core의 사이에 투과상을 나타낸다. 치은요법, 뼈 수준의 문제는 없다. 프로빙 시 #36 원심과 #37 근심에 출혈이 나타났다. #36 원심의 프로빙 수치는 3mm. 악기능검사, 교합검사에서 문제는 나타나지 않았다.

치료 계획: 주소인 출혈, #36 원심의 crown 부적합과 #36, 37 사이의 형태 불량에 의한 식편압입이 원인이라고 생각되었다. #36의 crown 재제작과 #37의 composite resin 수복을 계획하였다.

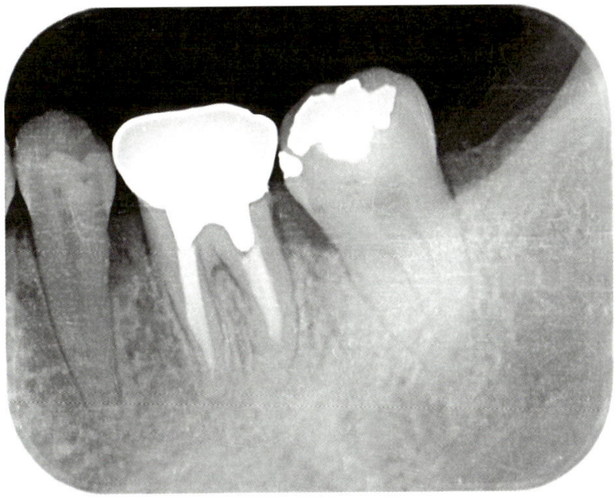

	#35			#36			#37		
B	2	2	3	3	3	3	3	3	3
L	2	2	2	3	2	3	3	2	3

Provisional restoration의 제작

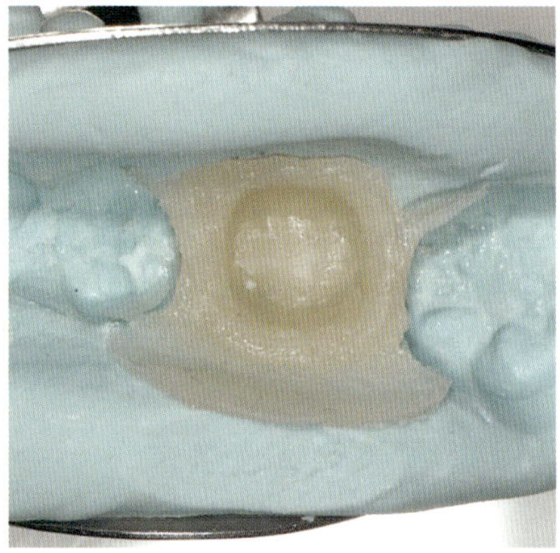

실리콘 putty에서 인상채득. 표시를 하고 구강 내로 매끄럽게 되돌리도록 한다.

#36 마진부로부터 약 1mm 외방으로 삭제하여 충분한 레진의 두께를 확보한다. 인접치의 undercut도 relief 한다.

수복치에 분리제를 도포하여 레진을 실리콘 putty에 전입하여 구강 내에 압접한다. 레진 압접 후 약 1분간 주수하면서 떼어낸다. 경화 후 실리콘 putty로부터 철거한다.

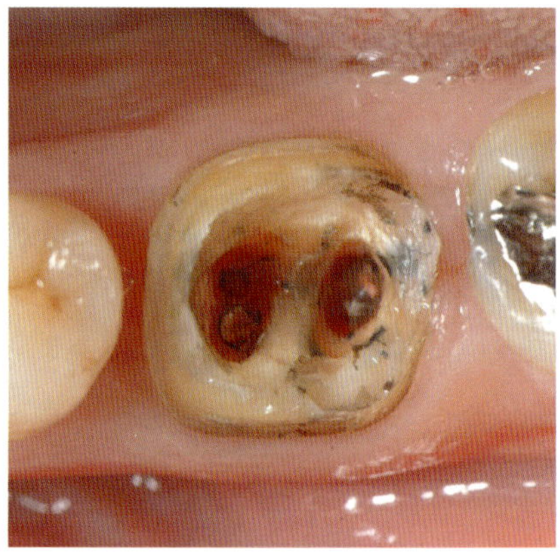

Metal core 제거 시, Metal core 원심부는 치질을 넘어가 있고, 이 부위에 일치하여 치은은 염증을 나타낸다. 치근면까지 부착한 레진 시멘트층을 신중하게 제거한 뒤 직접법으로 레진코어를 축조하였다.

지대치 형성, 특히 마진부의 변경에 수반하여 provisional restoration의 recontouring을 시행한다. 이 증례에서는 마진부의 적합과 적절한 emergence profile 형태를 부여하는 것으로 특별히 주의를 기울인다.

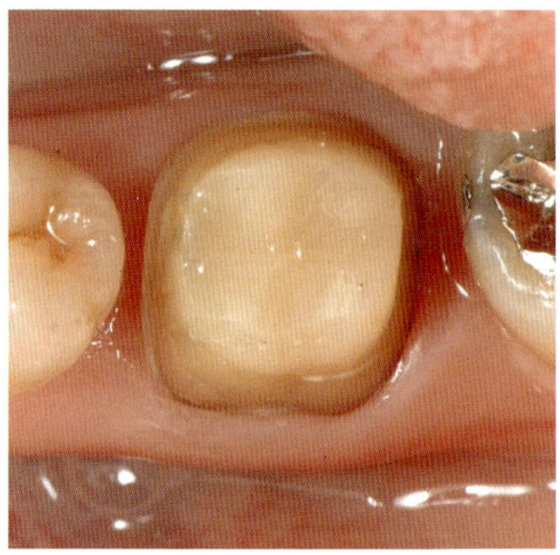

형성은 마진 라인을 내리지 말고 치은연 위에서 시행한다. 마진을 오버하지 않도록 주의하면서 provisional restoration의 원심변연 융선부에 음식물의 spillway가 되는 풍융 형태를 부여하는 것으로 치주조직의 개선, 식편압입의 개선을 도모한다. 그 후 #37에는 composite resin 충전 처치를 시행하였다.

적절한 emergence profile 형태를 부여하는 것으로 청소성이 향상되어 치은은 건강한 상태를 회복하였다.

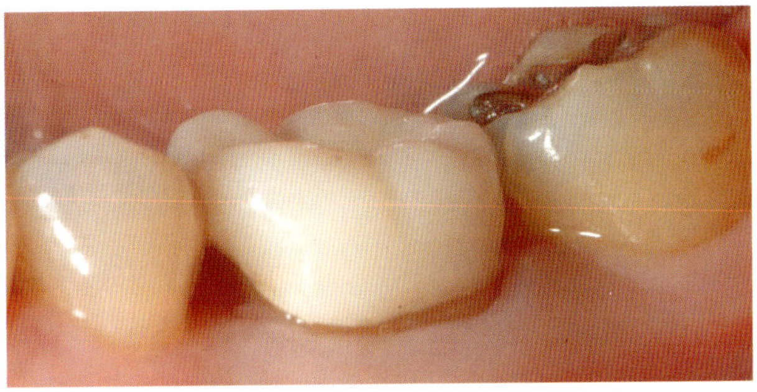

PFM crown 장착 시, 최종 provisional restoration과 거의 같은 형태가 되고 있는 것에 주목한다.

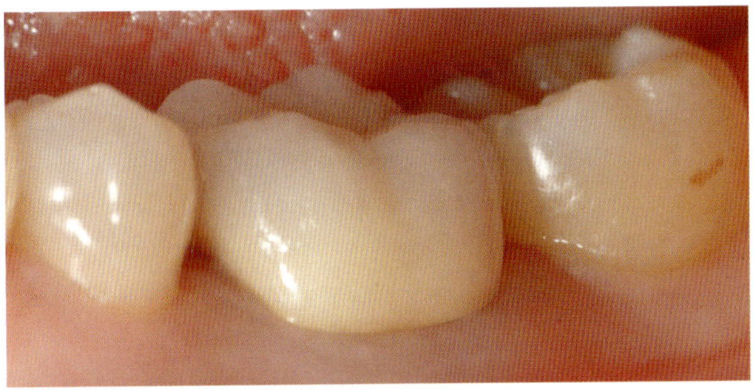

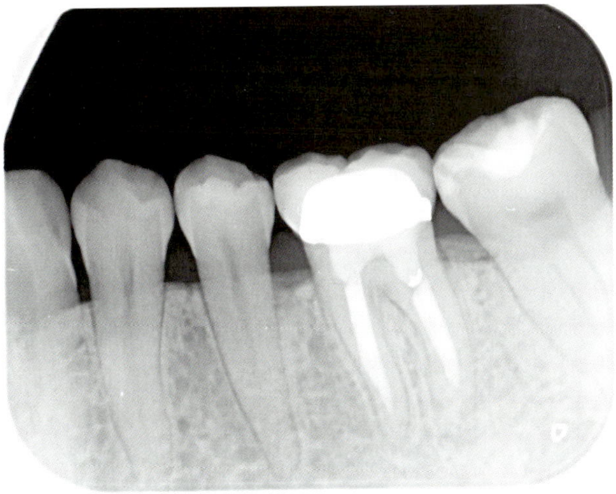

증례 4: 교합면 접촉점을 회복하는 것으로 저작장애에 대응한 증례(Yoshiaki Nishikawa)

환자: 40세 여성. 주소: #46의 재치료로 의치를 넣고 나서 씹을 수 없음

초진 시 우측의 상태. 환자는 중학생일 때 제1소구치를 발치하여 교정치료를 받고 있으며, 견치에서의 후방으로의 bracing equalizer가 상실되어 있다. 또한 문진으로부터의 이갈이도 있다. 악기능검사의 결과 좌측 악관절은 악관절증 Ⅲ형 a(복위성 관절원판전위)라고 진단하였다.

응급처치로서 provisional restoration을 제작하였다.

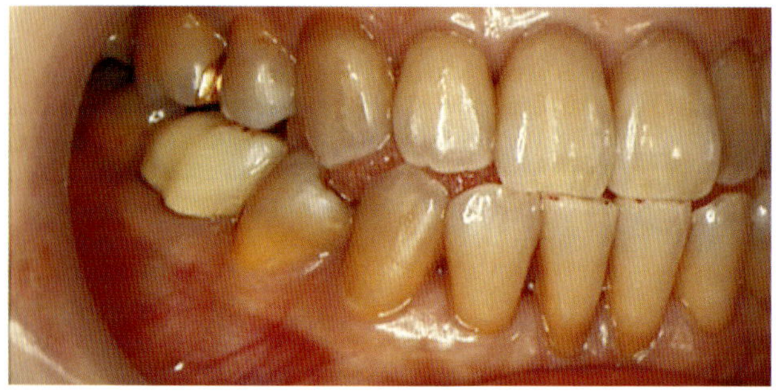

검사 및 진단을 시행하고 그 후 교합기 위에서의 진단용 wax-up에 근거하여 교합조정을 하여 견치에 있어서 후방의 bracing equalizer를 부여한다.

Provisional restoration의 교합면에 흐름성 레진(flowable resin)을 쌓아 올려 안전한 중심교합위를 부여했을 때 저작장애의 증상은 소실되어 좌측에서의 강한 편위를 수반하는 클릭도 소실되었다.

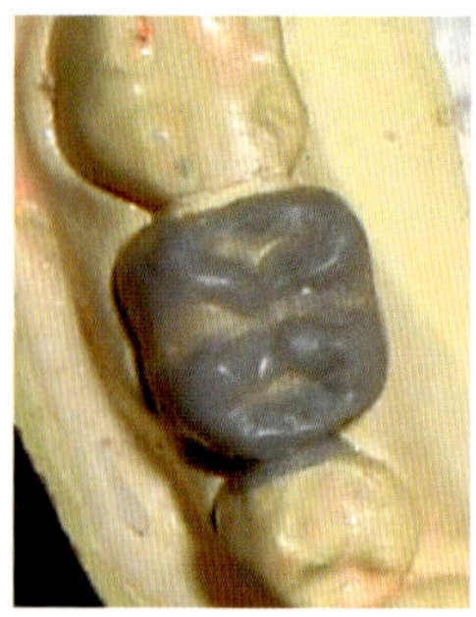

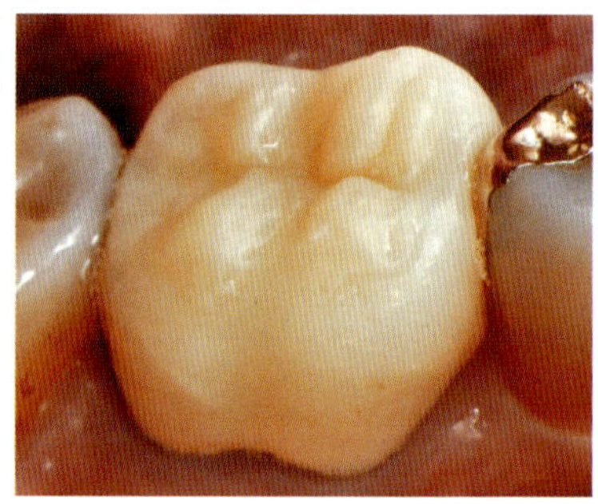

하악과두운동을 자세히 기록해 보면 초진 시 좌측 악관절의 강한 편위를 의심하게 한 운동경로가 매끄러워진 것을 확인할 수 있다. 또한 근육 촉진에 있어서 압통점은 뚜렷하게 감소하고 있다. 교합조정과 #46의 provisional restoration의 치료만으로 지금까지 악기능계에 영향을 주는 것이다.

현재의 provisional restoration의 교합에 문제는 없으며 나아가 청소성, 구조역학적 안정성, 심미성을 체크하여 수복치료에 들어갔다.

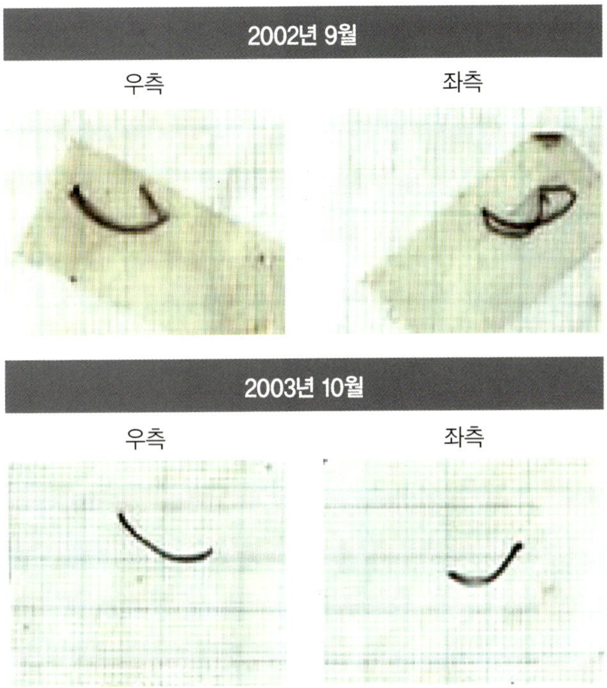

PFM crown을 장착하여 7년 후의 상태. 수복물에 문제는 없으며 또한 주소였던 저작장애는 없지만 좌측의 클릭(click)이 재발을 나타내기 때문에 약간의 교합조정을 한다.

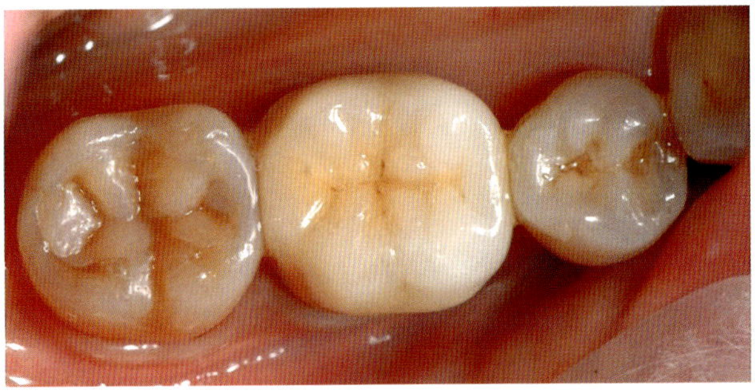

증례 5: 교합 구성의 7요소에 근거하여 악기능에 조화로운 수복을 한 증례(Toshirou Kodama)

환자: 30세 남성. 주소: #26의 수복처치(저작장애)

초진 시 구강 내.

세균검사에 의해 Ms 균, Lb 균은 저위험, 타액량도 충분하여 우식 위험은 낮다고 판단, 치주조직검사에 있어서도 병적인 치주 포켓 등은 없다. 전신적 기왕력도 특별히 없다.

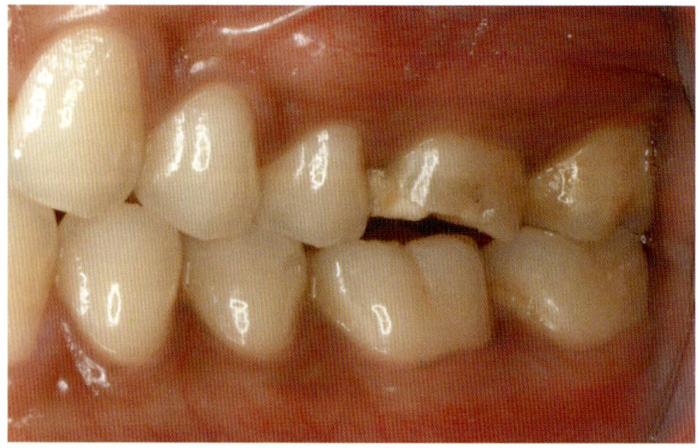

악기능검사 및 교합 진단·검사

근육 촉진은 좌우 교근 천부와 악이복근에 압통점이 존재한다. 악관절 촉진에서는 최대개구위에서 우측 악관절이 eminence(관절결절)를 넘는 촉진이 없다. 따라서 진단의 정밀도를 높이는 것을 목적으로 하여 하악과두 운동경로를 자세히 기록한다.

	우측	좌측
교근 심부	−	−
교근 천부 기시부	+	−
교근 천부 정지부 전연	−	−
교근 천부 정지부 후연	−	−
교근 천부 정지부 중앙	−	±
측두근 전부	−	−
측두근 중부	−	−
측두근 후부	−	−
악이복근 전복	−	±
악이복근 후복	±	+

• 문진

턱이 삐걱삐걱하지만 신경 쓰이지 않는다

가끔 입을 벌리기 어려울 때가 있다

• 악관절 측방으로부터의 검사

	우측	좌측
개구의 타이밍	빠름	늦음
최대개구위의 정지 방법	이상	정상
클릭	없음	있음
crepitation	없음	있음
압통	없음	있음

• 상관절강에 있어서 활주 상태의 검사

우측: 관절원판의 개재 없음

좌측: 관절원판의 개재 있음

SCM 리코더에서 운동경로를 기록하면 우측 악관절이 최대개구위에서 하방을 향하고 있으므로 관절원판이 전방전위하고 있다고 진단하였다.

우측

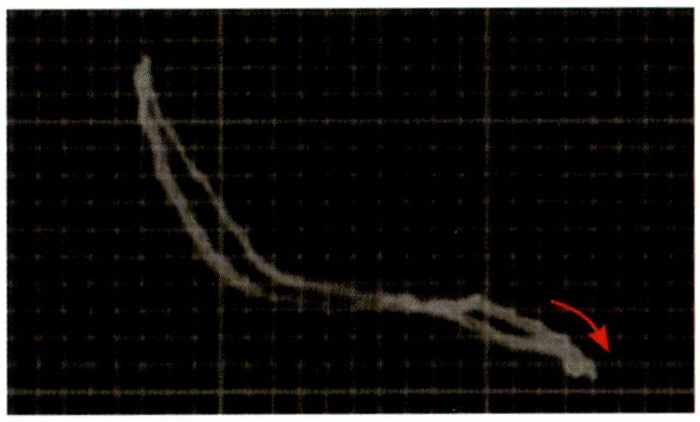

좌측

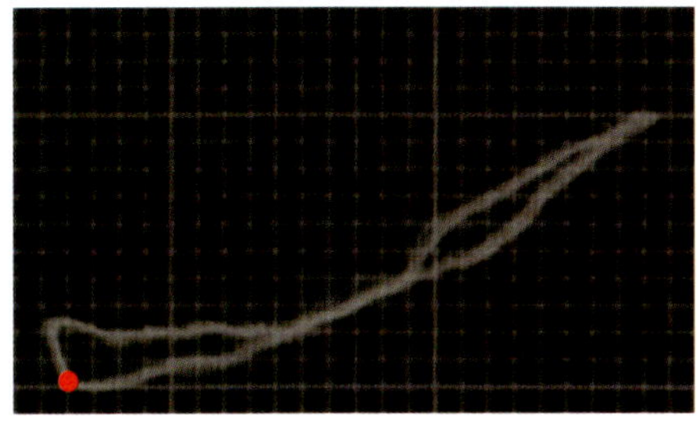

우측 악관절에서는 최대개구위에서 관절원판이 전위하고 있는 상태이다.

좌측 악관절에서는 전방전위한 관절원판이 최대개구위에서 복위하여 결과적으로 하악과두의 운동경로가 8자 궤적이 되고 있다.

우측

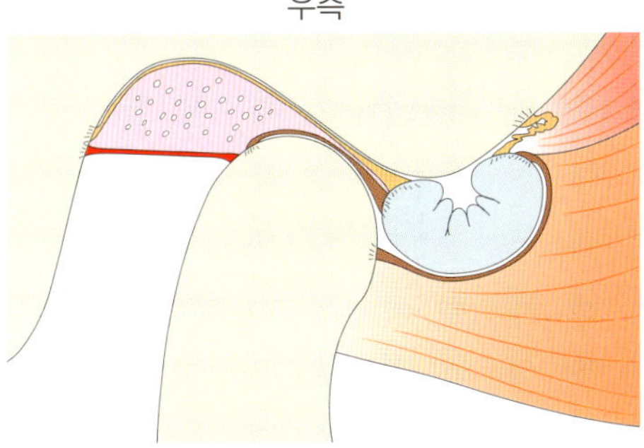

좌측

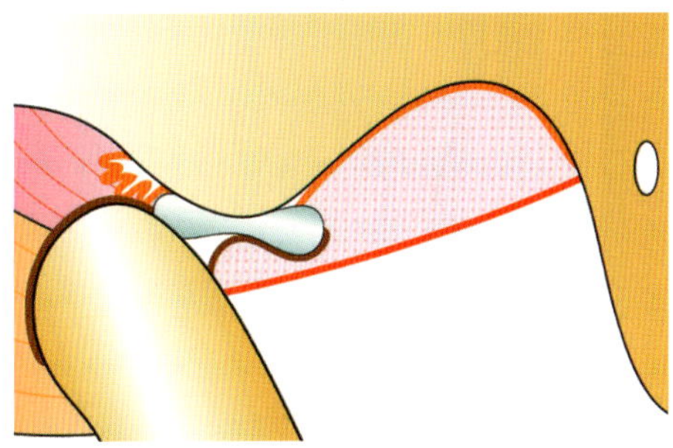

교합검사. 좌우측 모두 전방과 후방의 bracing equalizer가 존재한다. 교합접촉점의 검사에서는 #37에 비작업측 교두간섭이 나타난다. Relax position과 중심교합위는 거의 일치하고 있다.

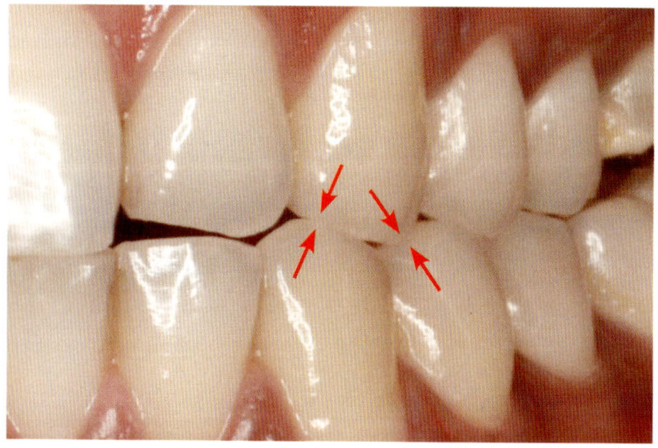

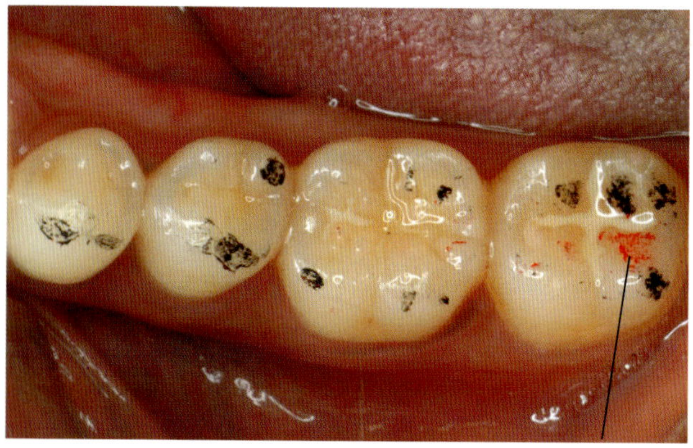

비작업측 교두간섭

Kaoru Koide 교수(니혼치과대학 니가타생명치학부 치과보철학 제1강좌)의 제창되는 교합 구성의 7요소에 근거하여 진단한다.

교합 구성의 7요소

① 중심교합위의 위치 ——— Relax position과 거의 일치(조기접촉은 없다.)

② 중심교합위의 접촉관계 ——— 좌우 모두 1치 대 2치의 관계

③ 중심교합위의 안정성 ——— 치열의 관계로부터 이상적인 기능의 교두 대와의 관계는 아니다.

④ 편심위에서 가이드의 부위 ——— 우측은 #13의 견치 유도, 좌측은 #23, 24, 25의 그룹 function #47, 46, 37에 비작업측 교두간섭을 나타낸다.

⑤ 편심위에서의 가이드 방향 ——— 편측 모두 후방으로 bracing equalize가 존재한다. 구치부의 비작업측 교두간섭(##47, 46, 37은 편심위에서 악물지 않아도 교합접촉이 나타난다.)

⑥ 교합 평면의 위치 ⎤
⑦ 교합 평면의 만곡도 ⎦ ——— 평가하지 않는다.

진단

악관절 병태 진단
우측 악관절: 악관절증 Ⅲ형 b – 최대개구 시의 정지 방법에 의해 판단. 최대개구위에서 SCM에서 리코더의 궤적이 하방을 향하는 것으로 확정 진단.
좌측 악관절: 악관절증 Ⅲ형 a – 클릭은 최대개구 시에 1회 있으며 오버로테이션 클릭인 개구 초기에는 crepitation이 있다.

발병 메커니즘의 진단
좌측 악관절: 문진으로부터 학령기의 교정치료에 의해 비복위성 관절원판장애를 발병한 것으로 추측된다.
좌측 악관절: 우측 편심위에서 운동하여 비작업측 교두간섭이 대구치부에 존재하므로 외측인대가 늘어나 오버로테이션 클릭을 일으키고 있다.

Endpoint의 진단
악관절: 좌우측 모두 관절원판장애(Ⅲ형)이지만 내성이 약하다는 인식을 가지고 병태를 개선하는 것보다 오히려 악화시키지 않도록 한다. 양측의 비작업측 교두간섭은 제거한다. 환자에게 충분히 설명한다. 스플린트 장착도 시야에 들어온 maintenance를 시행한다.
#26: 가능한 한 중심교합위에서 안정된 교합접촉을 가지며 편심위에서의 교두간섭이 없는 교합면 형태를 갖는 full crown을 장착한다.
치료에 있어서는 미리 진단용 wax-up을 제작하여 교합기 위에서 시뮬레이션을 시행한다.

진단 시의 구강 내.

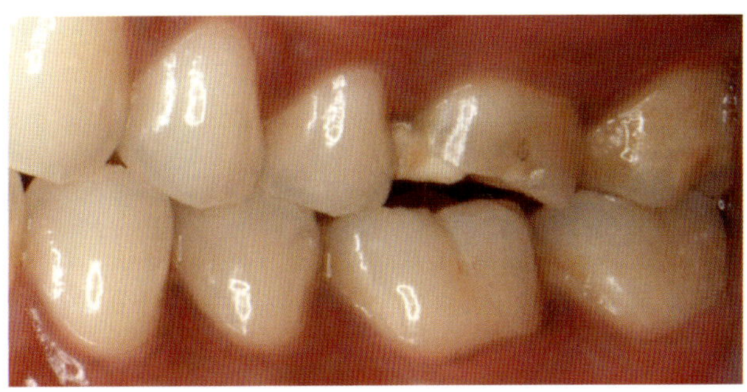

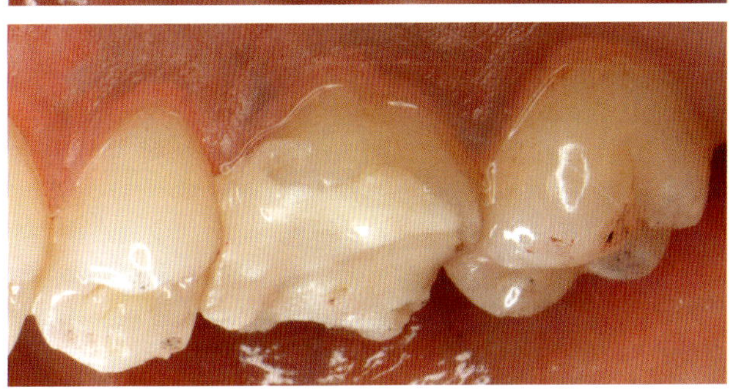

진단용 wax-up

#37의 근심 협측 교두는 전방 운동 시 편심위에서의 교두간섭을 발생시킨다. 또한 Spillway를 확보하기 위해 #37을 형태 수정한다.

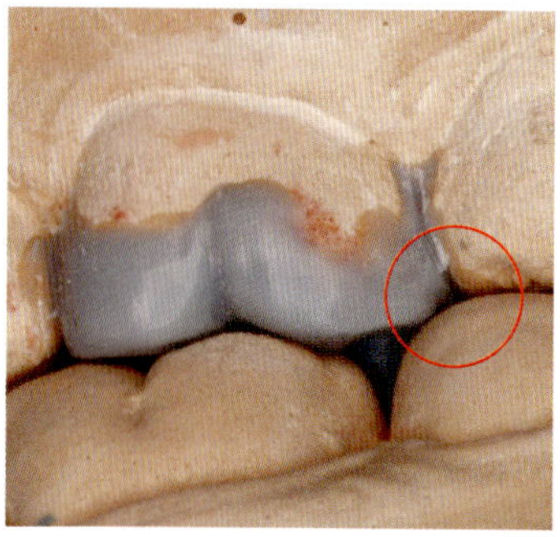

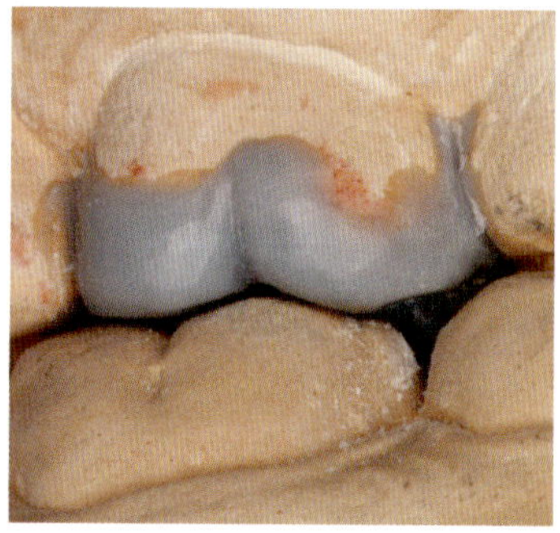

#37 근심 협측 교두를 reshaping 하는 것으로 중심교합위의 접촉 관계를 1치 대 2치로부터 1치 대 1치로 하여 또한 spillway를 확보하여 식편압입에 대응한다. #26 기능측 교두는 #36의 중심와에 향하는 안정된 3점 접촉을 회복시킨다.

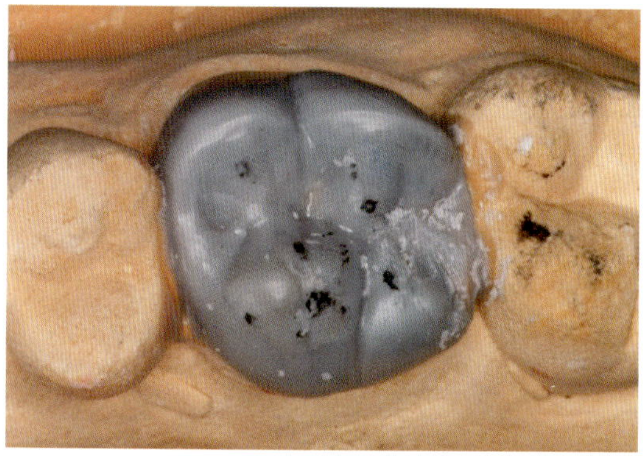

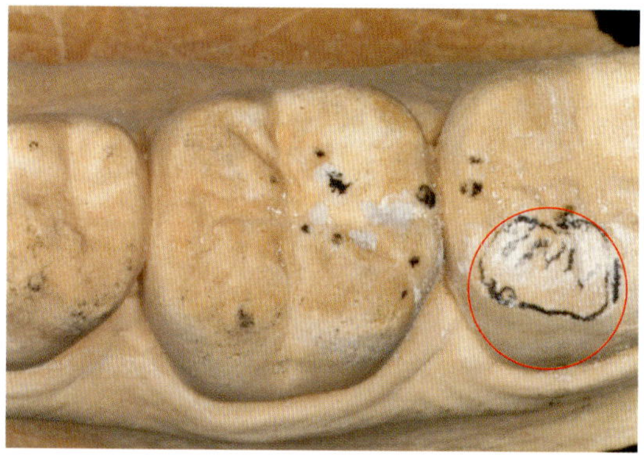

진단용 wax-up에 근거하는 교합조정, 형태 수정

안정된 중심교합위를 위한 접촉점을 부여한다. 또한 가능한 한 cusp to fossa로 하는 것으로 #36, 37 사이의 트러블을 피해 영속성이 있는 수복물로 한다. 통법에 근거하여 구강 내에서 provisional restoration을 제작해 간다.

안정된 중심교합위를 얻기 위해 의자의 등받이를 세워 자연 두위로 한 상태에서 작업을 한다. 그 후 진단용 wax-up에 근거하여 변연융선부에서 접촉점을 제거하고 또한 spillway 확보를 위해 #37 근심 협측 교두를 shaping 한다. 악관절 외측인대의 느슨해짐을 없애기 위해 비작업측 교두간섭을 제거한다.

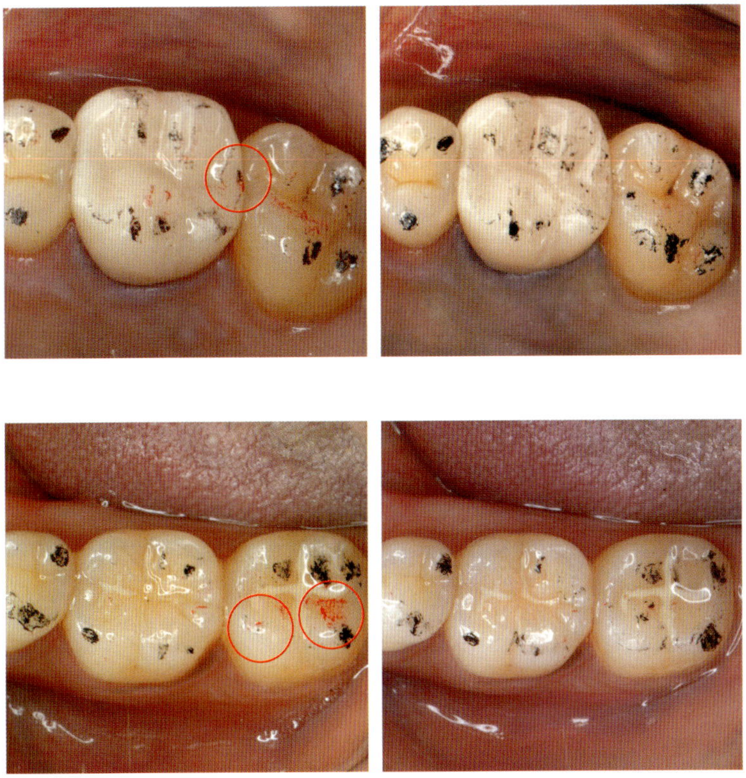

Provisional restoration에 의한 재평가와 지대치 형성과의 관계

교합조정 후의 provisional restoration. 비작업측에서의 교두간섭을 제거하여 안정된 cusp to fossa의 관계를 확립한다.

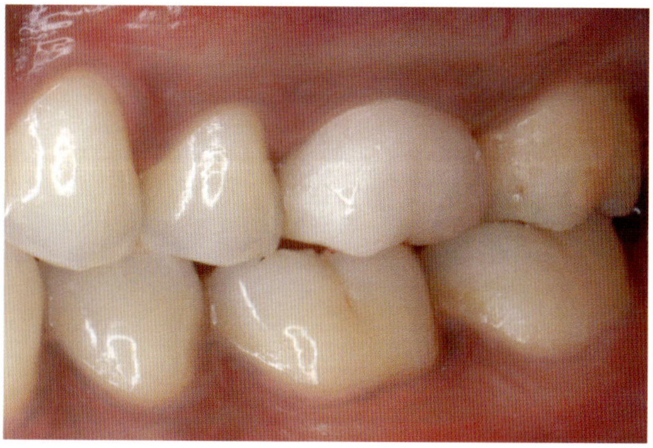

원심 contact의 위치 확인. 편심위의 교두간섭 제거 평가를 한다. Provisional restoration에 의한 교합의 안정(특히 여기에서는 중심교합위의 안정과 편심위에서의 교두의 불간섭)을 확인한다. 또한 주위조직과의 조화(특히 #26 원심 접촉부)에 문제가 없는 것을 확인한다. 이 provisional restoration을 기초로 지대치 형성의 재평가를 한다. 시멘트의 washout 등은 나타나지 않는다.

대합치의 교두가 형성된 #26의 와를 향하고 있다. 또한 #26이 약간 비틀어진 것에 대해서는 원심의 transitional line angle 부위의 축면 형성량을 증가시키는 것으로 수복물 제작의 자유도를 증가시켜 청소성의 개선, 힘의 조절이라고 하는 환경 개선을 도모한다.

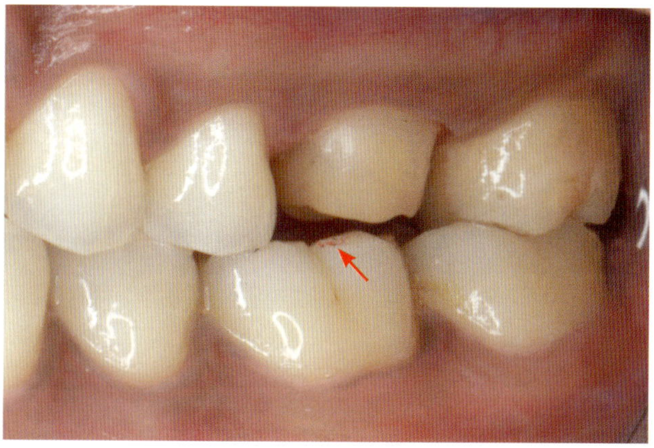

교합조정 후의 근육 촉진 결과. 교두간섭을 제거하여 2개월 후 근육 촉진에 의한 압통점은 거의 소실되었다. 좌우의 악관절 촉진에서는 초진 시와 거의 변화가 없지만 좌측 악관절이 움직이기 시작하는 crepitation은 거의 소실되었다.

이것에 의해 병태를 악화시키지 않는 교합 상태를 구축할 수 있다고 판단하여 최종 수복물로 이행한다.

	우측	좌측
교근 심부	−	−
교근 천부 기시부	−	−
교근 천부 정지부 전연	−	−
교근 천부 정지부 후연	−	−
교근 천부 정지부 중앙	−	±
측두근 전부	−	−
측두근 중부	−	−
측두근 후부	−	−
악이복근 전복	−	−
악이복근 후복	−	−

#26 최종 보철물(Art Dental 연구소, 西薗幸一 씨 제작). Provisional restoration의 최종 형태를 반영하여 제작하였다. 안정된 중심교합위, 청소성, 힘에 대한 충분한 배려, 양호한 원심부 인접면 contact 형태를 달성할 수 있었다.

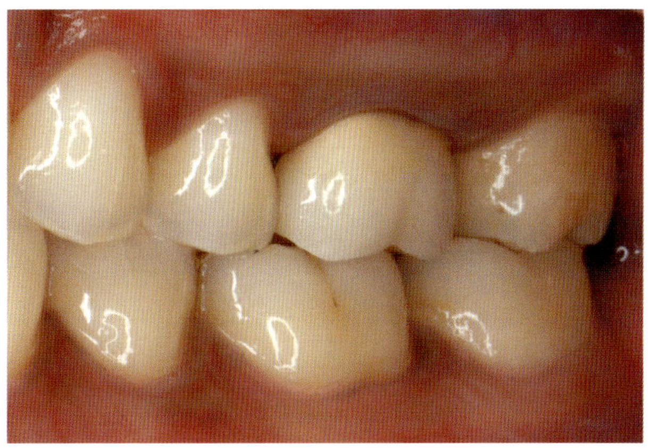

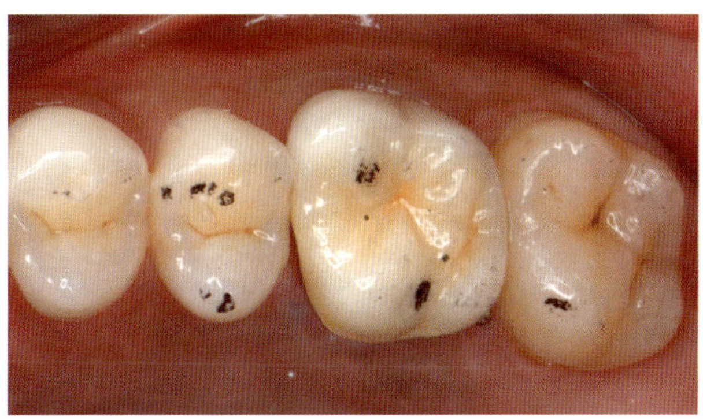

증례 6: 악관절 증상의 완화를 도모한 증례(Toshirou Kodama)

환자: 44세 여성. 주소: 우측 턱이 가끔 삐걱거리며 아프고 #17이 영향을 받음

교합관계는 1치 대 2치의 group function이며, 우측에 있어서 후방으로의 bracing equalizer는 없다. 또한 #43, 42에 접촉은 없다. 세균검사는 저위험도였다.

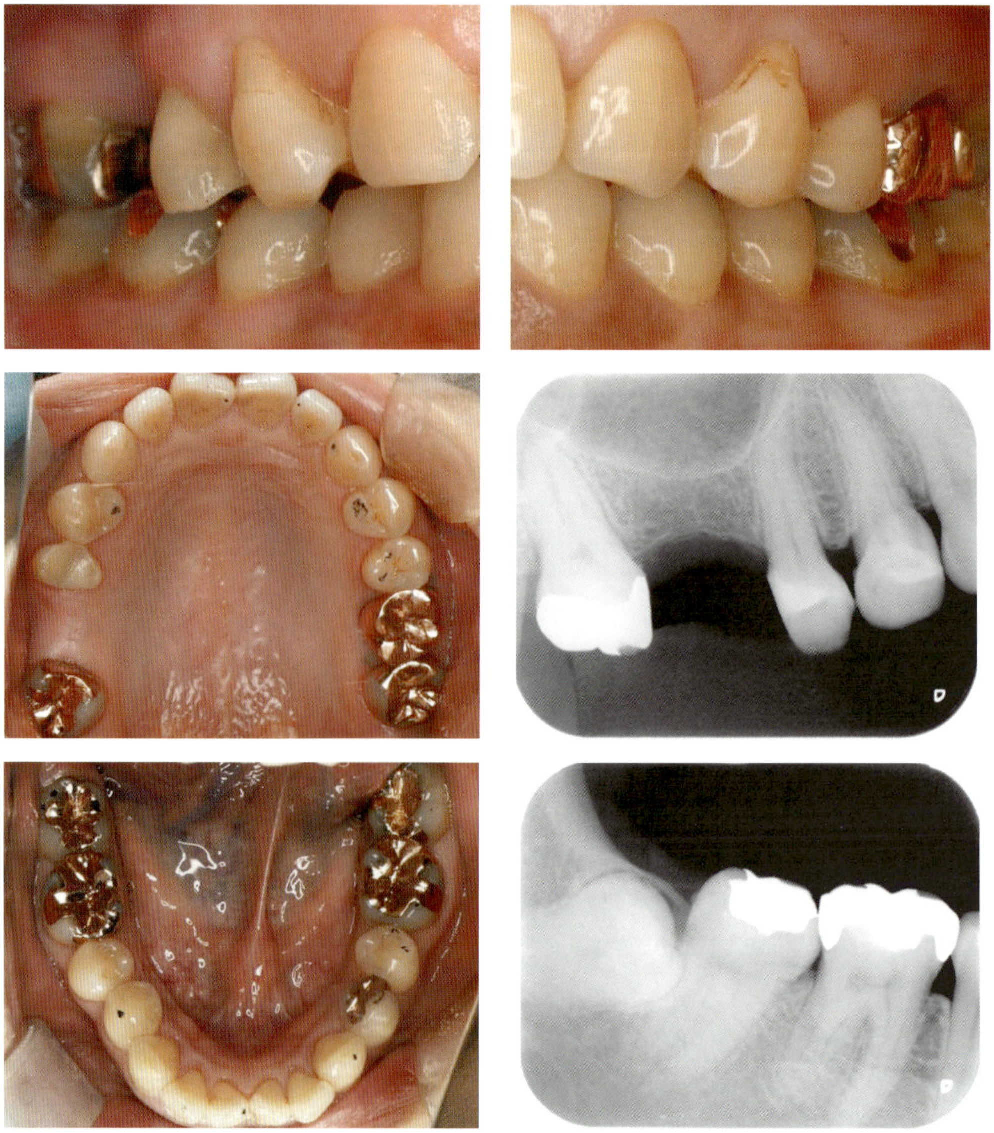

악기능검사 및 메커니즘의 진단

측방편심위에서의 교합접촉.

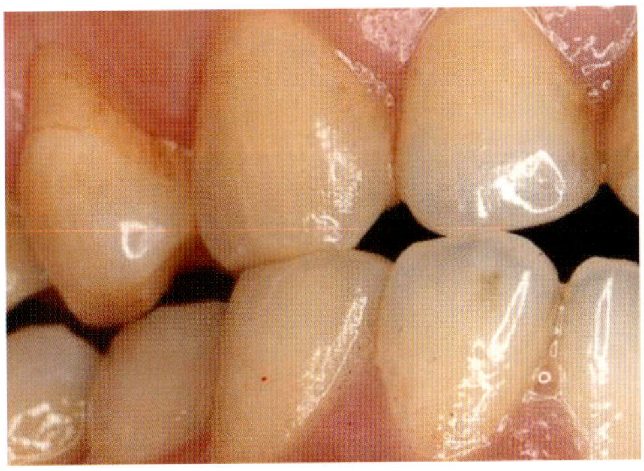

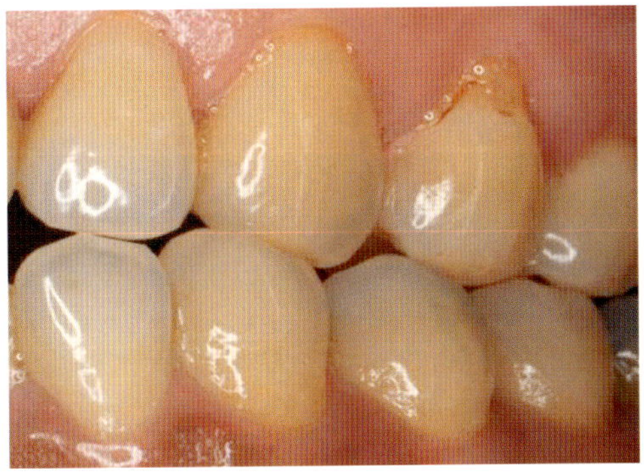

메커니즘의 진단으로서는 다음과 같은 것을 들 수 있다.

중심위와 중심교합위의 어긋남은 악두간축의 흔들림이 parafunction(clenching) 시에 큰 힘이 된다. 따라서 우측 악관절 후부조직에 미세 외상을 발생시킨다. 동시에 조기접촉을 피하기 위해 우측 악이복후복의 압통이 일어나고 있다.

또한 우측에 후방으로의 bracing equalizer가 존재하지 않는 것도 grinding 시의 미세 외상을 증가시키는 원인이다.

근육 촉진

우측 하악 이복근 후복에 +의 압통 있음

측방으로부터의 악관절 촉진

회전 타이밍은 우측이 늦다.

최대개구량은 우측이 적다.

후방으로부터의 악관절 촉진

우측이 들어가 있다.

압통이 있다.

개폐구 운동

개구 시에 우측으로 움직여 열리며 폐구 시는 똑바르게 닫힌다.

진단용 wax-up

진단용 wax-up은 술자 자신이 시행하며 교합기 위에서 교합조정, 형태 수정, wax-up을 하고 수복치료의 blueprint로서 이용한다. Endpoint의 진단으로서 사용하여 최소 최적의 치료를 모색한다.

여기에서는 중심위와 중심교합위의 일치와 안정된 occlusal stop의 부여, 후방으로의 bracing equalizer의 부여, 치주 환경과 조화를 이룬 crown 설계, 생물학적 환경을 고려한 crown contour, 수복 재료의 선택 등에 사용한다.

치료로서는 교합조정과 #17~15 브릿지, #46 crown, #45 composite resin onlay, #13, 43에는 composite resin 충전에 의해 후방으로의 bracing equalizer를 부여하는 계획을 세운다.

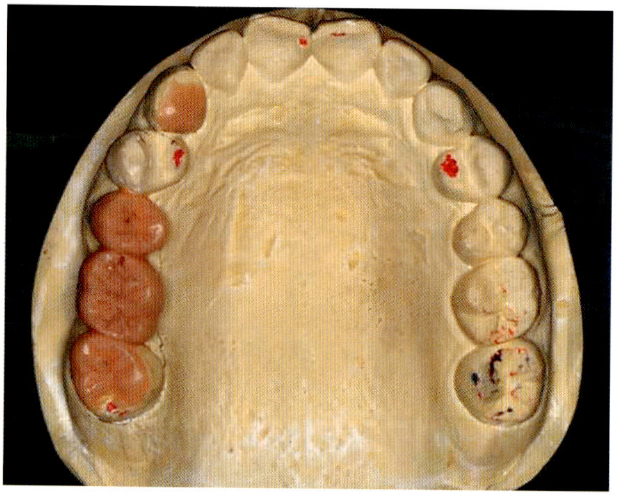

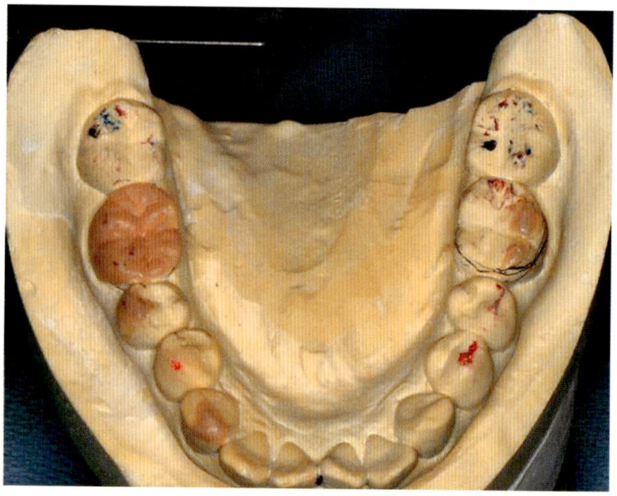

Provisional restoration에 있어서 교합면 접촉점의 부여

중심위와 중심교합위를 일치시키는 교합조정을 시행하여 우측의 견치에 composite resin으로 bracing equalizer를 부여하여 provisional restoration으로 안정된 중심교합위를 부여한다. 이 시점에서 우측 턱이 삐걱거리는 증상은 소실되었다.

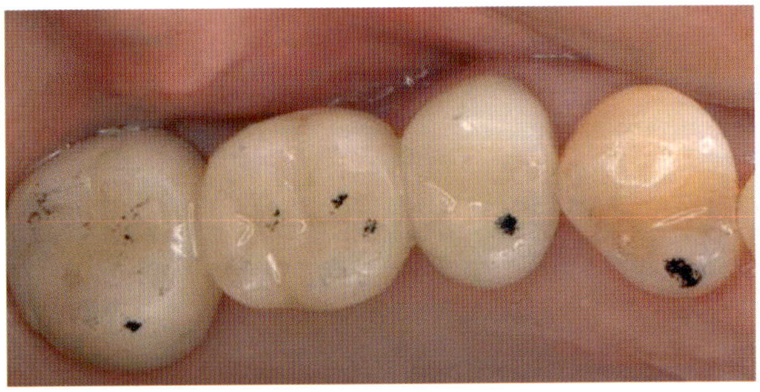

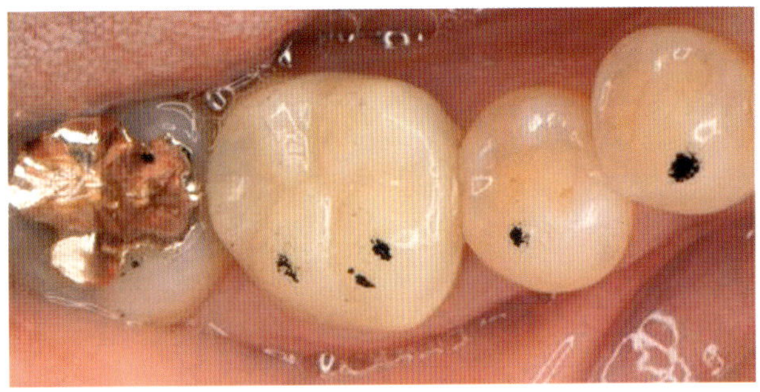

근육 촉진
우측 하악 이복근 후복의 압통이 ±로 감소

측방으로부터의 악관절 촉진
회전의 타이밍은 동시

후방으로부터의 악관절 촉진
이상, 압통은 소실

개폐구 운동
개구 시에는 똑바로 개구하게 된다.

#13, 43에 composite resin 충전을 시행하여 후방으로의 bracing equalizer를 부여한다(우측).

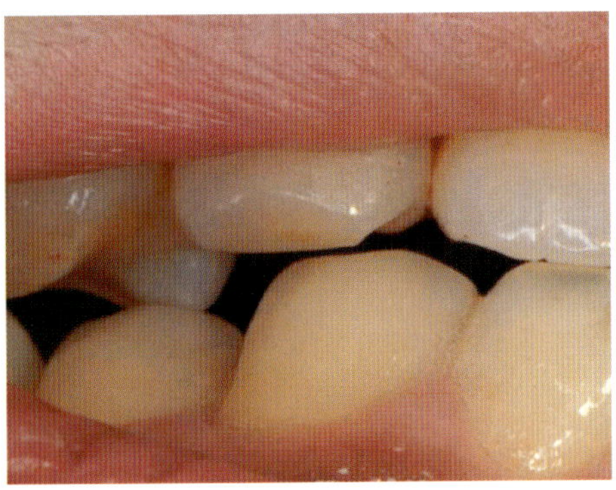

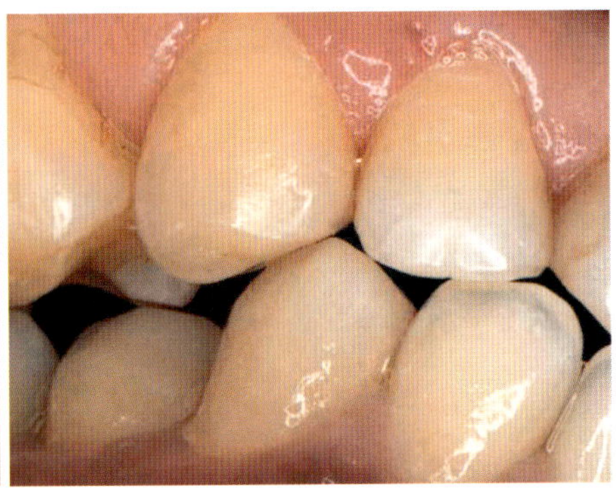

Final restoration.

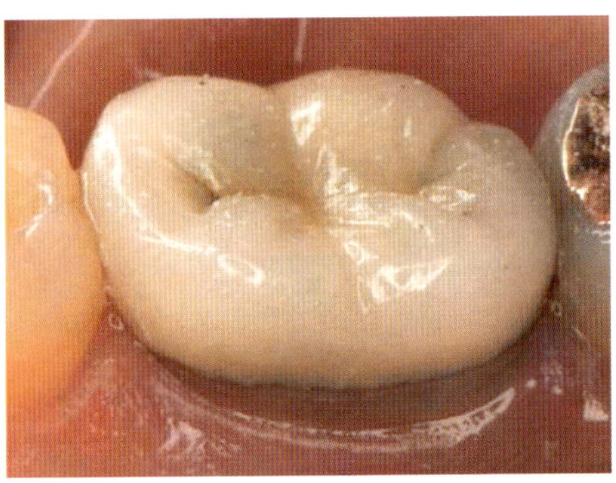

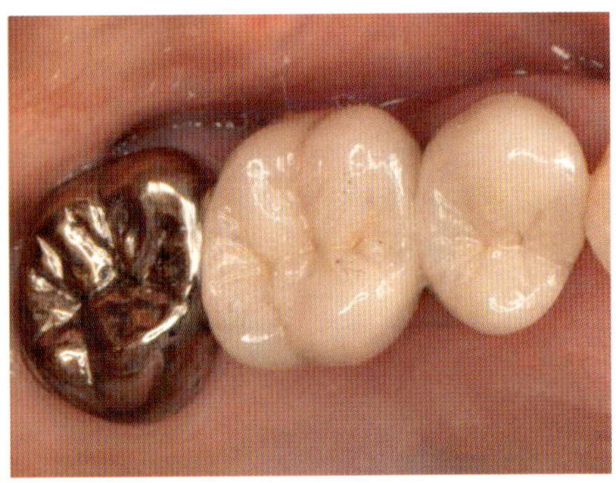

마지막으로

치과 수복치료의 목적은 지금까지 기술한 것과 같이 기능 회복률 향상과 잔존조직 보전을 모두 이루는 것이다. 바꾸어 말하면 환자가 아무런 위화감도 없이 구강의 본래 기능을 영위할 수 있게 되고, 장기간 건강한 상태로 유지되게 한다는 것이 치과치료의 목적이며 이상이다.

그러나 매우 안타깝게도 한번 처치를 한 치아에는 반드시 재치료의 위험성이 생긴다. 시간이 경과함에 따라 악화될 가능성을 모두 없애는 것은 불가능하다. 구강 내 환경은 반드시 변화하는 것이며, 수복물도 구강 내에 장착되자마자 세균의 존재와 외력을 받아 변화가 시작된다.

구강 내 환경은 변화되지만 수복물은 인공물이므로 그 변화에 의도적으로 대응하는 것은 불가능하다. 또한 수복물은 반드시 열화하는 것이다. 그래서 한번 치료를 한 치아는 반드시 재치료의 위험이 있다.

그것을 생각하면 치과치료에 이르지 않도록 하는 것이야말로 치과치료의 첫 번째 목적이라고 할 수도 있다.

만약 치료에 이른 경우는 가능한 한 최소한의 치료 개입으로 끝내는 것이 바람직하다. 그러나 무조건 적을수록 좋다는 것이 아니라, 최소한의 치료 개입이라도 잔존조직이 오래 건강을 유지할 수 있도록 적절한 진단과 숙달된 치료를 해야 한다.

장기적인 주위조직의 보전을 위해서는 기술적으로 어려운 치과치료 중에서도 비교적 간단히 구강 내를 악화시키는 위험인자를 줄일 수 있는 처치를 하는 것이 가장 현실적인 대처법이라고 생각한다. 치료에 관해서도 다양한 임상적·기술적 기준이 있는 상태에서 그들 모두에 대해 완벽한 치료를 하는 것은 불가능하며, 더욱 쉽게 위험을 줄일 수 있는 처치를 확실하게 시행하여 결과적으로 안전한 치료를 목표로 하는 것이 현실적인 대처이다.

예를 들면 우식 발생의 메커니즘에 관한 정보를 환자에게 전달하는 것이나 초기 치주염에 대한 치과위생사의 역할 등이 그에 해당될 것이다. 금연·식사 지도 등도 유효하며 태어난 아이에 대한 '감염의 창(생후 1세 7개월~2세 7개월 감염위험성이 높은 시기. 구강내 세균 비율이 결정된다고 함)' 등의 지식을 제공하는 것도 치료 행위 내지 위험인자를 줄이는 것이 가능한 매우 유효한 치료가 된다. 질환의 진행을 좌우하는 2대 인자로 들 수 있는 세균과 힘의 인자 중 주로 세균적인 인자와 생활습관 인자에 대한 대응의 대부분이 여기에 해당될지도 모른다.

그리고 치과치료를 해야 하는 치아와 그렇지 않은 치아를 치과의사가 확실한 기준을 가지고 진단하는 것이 중요하다. 그것을 위해서는 빠짐없는 자료 수집으로 환자의 악기능을 포함한 현 상태에 대해 충분히 파악하는 것이 중요하다.

특히 힘의 요인인 악기능, 교합 등은 수복치료에 가장 관련 깊은 것만으로 빠짐없는 객관적인 데이터가 필요하게 된다. 그것들을 충분히 활용하여 필요하면 진단용 wax-up을 이용한 진단을 시행한다. 이렇게 예후라고 하는 시간축까지 보고 만든 치료계획은 아마 가장 좋으며 최소한의 것이 될 것이다.

다음으로 치료를 안전하게 수행할 수 있도록 하는 기술적인 기준이 필요하게 된다. 기본적인 치료에 관한 충분히 숙달된 테크닉이 무엇보다도 중요하다. 단 하나의 crown 교합면 접촉점을 변경하는 것만으로 악기능이 크게 변화하는 것을 임상에서 종종 경험한다.

최소한의 치료를 요하는 치아에 대해 최대한 주의와 기술을 행사한 치료가 가장 안전한 치료가 될 수 있다. 이것이야말로 바람직한 치료라고 생각된다. 다시 말하면 만약 재치료를 하게 되었다고 해도 repair와 같은 최소한의 침습으로 끝내는 처치가 바람직하다. 이것에 의해 치료가 더욱 커지지 않도록 '봉쇄'가 가능하게 되기 때문이다.

Provisional restoration은 이러한 경위로 만들어지는 것이다. 형태를 변경한 후 생체의 반응을 평가하고 그것이 provisional restoration상에 구체적인 정보로 남아 더욱 형태 수정을 거듭하여 최종적으로 바람직한 수복물에 근접해 간다는 과정을 갖는다. 이른바 진단 기준과 기술적 기준도 provisional restoration상에 구체적으로 나타나, 퇴보가 가능한 상태에서 재평가하여 수복치료의 시뮬레이션으로서의 역할을 하고 있다

치과치료의 최종 책임은 치과의사는 진단용 wax-up이나 provisional restoration을

구강 내에서 수정할 수 있는 충분한 테크닉을 몸에 익혀야 한다.

생체는 변화하고 수복물은 열화하는 것이므로 모든 수복물은 임시적인 것이라고 하는 극론도 성립될지도 모른다. 다음으로 어떤 문제가 생기면 혹은 무언가 재치료에 이르는 것 같은 사태가 되면 안전하게 후퇴할 수 있기 위해 가착 기간을 약간 길게 한다는 수단도 있는 것은 아닐까 생각된다. 비록 재치료에 이르렀다고 해도 최소한의 침습(MI)으로 끝내야 할 가능성이 커지기 때문이다. 이 경우도 말할 것도 없이 정기적인 세균과의 힘의 관리하에 있는 것이 요건이다.

본 서의 형태 수정에 관해서는 본래라면 치과의사가 시행한 수기를 기재해야 했지만 치과기공사인 Kuwata 씨가 담당하였다. 그의 탁월한 기술과 관찰력으로 인해 적임이라고 판단했기 때문이다. 또한 치아의 형태에 대한 상세한 관찰과 일러스트도 담당하였다.

현실적으로는 chair side에서 지금까지의 형태 수정을 치과의사가 시행하는 것은 기술적으로 어렵다고 할 수 없다. 그러나 생체와의 접점인 치은연 아래의 recontouring에 관해서는 생물학적인 관점이나 심미적인 관점 모두 치과의사가 충분한 기술을 가지고 시행하지 않으면 안 된다. 또한 거기에 이어지는 치관부의 형태에 대해서도 그 개념을 확실히 파악해 두어야 한다.

예를 들면 crown을 시적할 때에는 치과기공사가 제작한 형태를 체크하여 수정이 필요한지를 판단하여 정확하게 제시해야 한다. Emergence profile 부위의 형태는 모형상에서는 최종 형태까지 정확하게 마치는 것이 불가능하다. 이 부위에 관해서는 수복물을 가착해 두어 평가라는 것도 필요하다.

또한 composite resin 충전 외의 치료 시에도 치아의 형태를 파악해 두는 것은 중요하며 Kuwata 씨의 탁월한 형태 관찰은 치과의사의 임상에도 매우 도움이 될 것이다.

Nishikawa Yoshiaki

참고 문헌

1) Chiche GJ, Pinault A 著, 岩田健男ほか訳. シーシェの審美補綴. クインテッセンス出版, 1995.

2) Dawson PE 著, 佐藤裕二, 北川　昇訳. アンテリアガイダンスとスマイルデザインとの関係. Dawson Functional Occlusion（小出　馨監訳）. 医歯薬出版, 2010；139-152.

3) 井出吉信, 小出　馨編. 補綴臨床別冊／チェアサイドで行う顎機能診査のための基本機能解剖. 医歯薬出版, 2004.

4) 井出吉信, 桑田正博, 西川義昌編. 歯科技工別冊／Biological Crown Contour －生体に調和する歯冠形態. 医歯薬出版, 2008.

5) 桑田正博. 金属焼付ポーセレンの理論と実際―クラウン・ブリッジ製作のために―. 医歯薬出版, 1977.

6) 桑田正博. セラモメタルテクノロジー　1. 医歯薬出版, 1982.

7) 桑田正博. The Harmonized Ceramic Graffiti. 医歯薬出版, 1995.

8) 日本歯科保存学会編. う蝕治療ガイドライン. 永末書店, 2009.

9) 西川義昌. NY Groove. ザ・クインテッセンス. 2009；**28**(8)：3-5.

10) 西川義昌, 桑田正博, 大西一男, 茆原かおり, 兒玉敏郎. プロビジョナルレストレーションはどう作られ, どう使われるのか？　1. 歯界展望. 2010；**115**(2)：225-253.

11) 西川義昌, 桑田正博, 大西一男, 茆原かおり, 兒玉敏郎. プロビジョナルレストレーションはどう作られ, どう使われるのか？　2. 歯界展望. 2010；**115**(3)：414-444.

12) 小濱忠一. 前歯部審美修復　天然歯編. クインテッセンス出版, 2007.

13) Stein RS, Kuwata M. A dentist and a dental technologist analyze current ceramo-metal procedures. *Dent Clin North Am.* 1977；**21**(4)：729-749.

14) Wagman SS. The role of coronal contour in gingival health. *J Prosthet Dent.* 1977；**37**(3)：280-287.

15) 山﨑長郎. 審美修復治療. クインテッセンス出版, 1999.

16) 山﨑長郎監修, 千葉豊和, 小峰　太編. 補綴臨床別冊／オールセラミックス・プレパレーション. 医歯薬出版, 2010.

■ 기자재 일람

- 즉시중합레진
- Provinice(SHOFU)
- Unifast Ⅲ(GC)
- Curefast(Dokuyama Dental)
- Probista(Sun Medical)
- Re–fine Bright(Yamahachi Dental)

■ 비스아크릴계 레진

- TempSpan(Pentron Japan)
- TempoFeet(Mokuda Dental)
- Protemp 4(3M)
- Luxatemp(Yoshida–Dental)

■ 형태 수정

- Separating disk metal용 22/02(Pentron Japan)
- Moore disk(garnet medium 3/4) (Hakusui–Trading)
- Horico 기공용 carbide bur ORD 1371(Mokuda Dental)
- 기공용 carbide bur #1218(Mokuda Dental)
- Zipperer carbide bur(피셔형) #703L(Mokuda Dental)
- Zipperer carbide bur(라운드) #8(Mokuda Dental)
- Carborundum point #22(SHOFU)
- Diamond Dresser(SHOFU)

■ 연마

- 실리콘 PB8호, 13호(SHOFU)
- Pivot brush(SHOFU)
- SHOFU felt wheel #1602(SHOFU)
- Provimaster Dia(SHOFU)
- Deerskin buff(CHAMOIS WHEEL, Tagaya 제작소)
- Dura–Polish(SHOFU)
- Dura–Polish Dia(SHOFU)

편집 후기

본 서의 집필을 위해 협의할 때마다 선생님들의 파워에 압도되었습니다. 낮에는 진료나 강의를 하는 선생님들이 저녁부터는 치아의 형태 관찰에 전력투구하는 모습을 보면 나 자신은 '역부족'임을 통감하였습니다. 양이 많기로 유명한 중화요리점에서 나온 음식을 남김없이 드신 Nishikawa 선생은 왜 살이 찌지 않는 걸까요? 먹으면 바로 살이 찌는 저는 계속 반성하였습니다. 또한 해외에서 강연하고 귀국한 날에 일본에서 강연하고 그 다음날에는 "컨디션이 아주 좋아요"라며 집필 작업을 하시는 Kuwata 선생님을 보면 국내 출장 다음날이면 늘 녹초가 되는 자신이 부끄럽다는 생각이 들었습니다. 내용 외에도 여러 가지 것을 배운 작업이었습니다.

발행에는 편집위원인 Nishikawa 선생, Kuwata 선생을 비롯하여 증례의 파트를 집필해 준 선생님들, 동영상 촬영에 협력해 주신 아이시기공전문학교와 Kuwata College의 선생님들, 치과기공사 Sakita 씨에게 진심으로 감사의 말씀을 드립니다. (古林)

집필자 일람

편저자

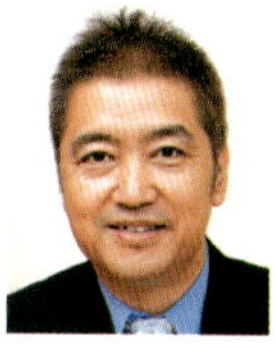

Yoshiaki Nishikawa

1974년 오사카치과대학 졸업
1975년 신주쿠 덴탈오피스 (도쿄도 시부야구) 근무
1995년 코시키지마 중앙진료소 (가고시마현 사츠아센타이시) 근무
2000년 요요기우에하라 덴탈오피스 (도쿄도 시부야구) 개업

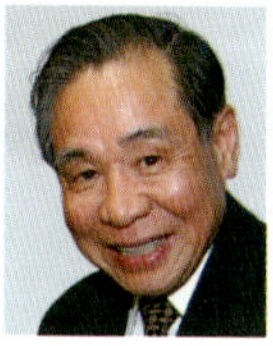

Masahiro Kuwata

1956년 아이시 기공전문학교 졸업
1972년 Kuwata College 교장
1981년 보스턴대학교 치학부 객원교수
2000년 중국 텐진의과대학 객원교수
2002년 아이시 기공전문학교 교장

집필자

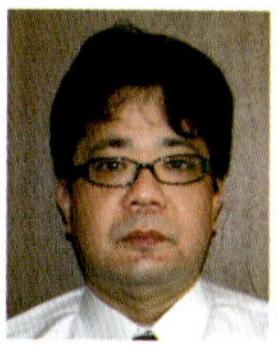

Toshirou Kodama

1988년 나가사키대학 치학부 졸업
1988년 야마자키 치과의원 (미야자키현 미야코노조시) 근무
1994년 코다마치과의원 (미야자키현 미야자키시) 개업

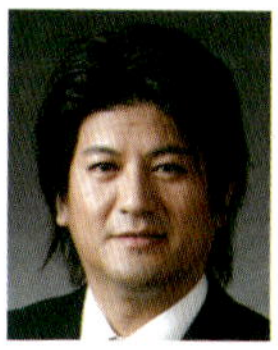

Kazuo Onishi

1993년 가고시마대학 치학부 졸업
1993년 야마자키치과의원 (미야자키현 미야코노조시) 근무
1998년 오오니시치과의원 (미야자키현 미야자키시) 개업

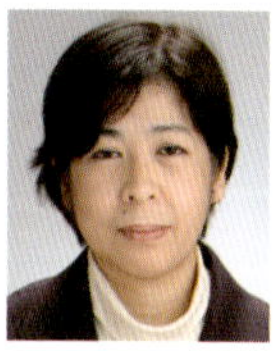

Kaori Chihara

1992년 가고시마대학 치학부 졸업
1992년 니시카사이사카이치과 (도쿄도 에도가와구) 근무
1994년 야마자키치과의원 (미야자키현 미야코노조시) 근무
1997년 쓰미요시치과 (가고시마현 소오시) 개업

협력자

崎田龍仁 (아트덴탈라보)
岡野京二 (아이시기공전문학교)
菊池公志 (Kuwata Collage)
田村　忠 (Kuwata Collage)
菅　義嗣 (Kuwata Collage, NEW TREND D. L)

역자 약력

박성재

- 부평 수치과 원장
- 전남대학교 치과대학 졸업
- 일본악교합학회 인정의
- MINEC Faculty, SKCD 정회원(2기)

박지영

- 광주보건대학교 치기공과 졸업
- 2001-2002년 최경명 교합세미나 수료
- 2003-2005년 Kuwata-College Senior & Complete Course 수료
- 2008년 Nakakomi Alps-Denture Course 수료

Single Crown Provisional Restorations

발행일 2011년 11월 5일
저 자 Nishikawa Yoshiaki and Kuwata Masahiro
역 자 박 성 재 · 박 지 영
발행인 최 용 원
편 집 하 재 철
표 지 하 재 철
발행처 **대한나래출판사**
등 록 제6-0365호(1994. 12. 14)

주 소 서울특별시 동대문구 용두동 102-65
전 화 (02) 922-0840
팩 스 (02) 922-0841
이메일 dhpub@chol.com

ISBN 978-89-5741-232-9 정가 60,000 원